Mohamad Ommid
Shigufta Qazi
Sheeba Nazir

5 Antagonistas dos receptores HT3 na prevenção de náuseas pós-operatórias

Mohamad Ommid
Shigufta Qazi
Sheeba Nazir

5 Antagonistas dos receptores HT3 na prevenção de náuseas pós-operatórias

ScienciaScripts

Cover image: www.ingimage.com

This book is a translation from the original published under ISBN 978-620-2-06168-1.

Publisher:
Sciencia Scripts
is a trademark of
Dodo Books Indian Ocean Ltd. and OmniScriptum S.R.L publishing group

120 High Road, East Finchley, London, N2 9ED, United Kingdom
Str. Armeneasca 28/1, office 1, Chisinau MD-2012, Republic of Moldova, Europe
Printed at: see last page
ISBN: 978-620-8-19662-2

ÍNDICE DE CONTEÚDOS

INTRODUÇÃO

As náuseas e os vómitos pós-operatórios (NVPO) continuam a ser uma das complicações mais comuns relacionadas com a cirurgia e a anestesia. Referidas como o "pequeno grande problema", as suas complicações vão desde um ligeiro desconforto do doente até à aspiração gástrica.

A náusea é definida como uma sensação subjetivamente desagradável associada à consciência da vontade de vomitar, normalmente sentida na parte posterior da garganta e no epigástrio, e é acompanhada pela perda de tónus gástrico, contração duodenal e refluxo do conteúdo intestinal para o estômago. **O vómito** é definido como contracções laboriosas, espasmódicas e rítmicas dos músculos respiratórios, incluindo o diafragma, a parede torácica e os músculos da parede abdominal, sem expulsão do conteúdo gástrico. **O vómito** ou **emese** é a expulsão forçada do conteúdo gástrico pela boca e é provocado pela contração forte e sustentada dos músculos abdominais, pela descida do diafragma e pela abertura da cárdia gástrica.

Existem múltiplos factores que contribuem para estimular o reflexo do vómito nas NVPO; no entanto, nenhum componente isolado é tipicamente o fator causal. Normalmente, é uma variedade de factores que desencadeia esta resposta. Uma vez que as causas de NVPO são multifactoriais, nenhum medicamento antiemético isolado foi 100% eficaz na sua prevenção.

Fisiologia do vómito:

Existem três componentes principais do reflexo do vómito: os detectores eméticos, o mecanismo de integração e a saída motora. (Fig. 1)

Os principais sensores de estímulos somáticos estão localizados no intestino e na zona de ativação dos quimiorreceptores (CTZ) [Wang & Borison 1952]. Os estímulos eméticos no intestino são detectados por dois tipos de fibras aferentes vagais:

a. Mecanorreceptores: Estão localizados na parede muscular do intestino e são activados pela contração e distensão do intestino, por danos físicos e pela manipulação durante a cirurgia. A distensão do intestino proximal pode induzir o vómito, como acontece quando se come em excesso.

b. Quimiorreceptores: Estão localizados na mucosa do intestino superior e são sensíveis a estímulos químicos nocivos.

O centro do vómito está localizado na formação reticular lateral da medula oblonga, próximo do núcleo do trato solitário e da área prostrema, ao nível do núcleo motor dorsal do vago.

Os estímulos provenientes de várias áreas do sistema nervoso central podem afetar o centro emético, incluindo as aferências da faringe, do trato gastrointestinal e do mediastino, bem como as eferências dos centros corticais superiores (incluindo o centro visual e a porção vestibular do nervo octocraniano) e as aferências cardíacas vestibulares podem induzir náuseas e vómitos, como acontece no enfarte do miocárdio, e a zona de desencadeamento dos quimiorreceptores (ZTC) na área prostrema. Nestas áreas não existe uma barreira hemato-encefálica eficaz, pelo que a ZTC pode ser activada por estímulos químicos recebidos através do sangue e do líquido cefalorraquidiano.

O centro do vómito na medula oblonga está muito próximo de outros centros viscerais, como os centros respiratório e vasomotor. Estão envolvidos quatro tipos de receptores: colinérgicos, dopaminérgicos, histamínicos e serotoninérgicos.

Mecanismo de integração: É um programa motor que envolve coordenação entre muitos sistemas fisiológicos e componentes autónomos e somáticos do sistema nervoso. Estes ocorrem no tronco cerebral.

A componente motora do reflexo do vómito é mediada pelos sentidos autonómico e somático e é coordenada pelo sistema do vómito no tronco cerebral. Os neurónios motores vagais que irrigam o intestino e o coração têm origem no núcleo motor vagal dorsal e no núcleo ambíguo. Os grupos respiratórios dorsal e ventral que regulam a saída do nervo frénico da coluna cervical, localizados no tronco cerebral, são neurónios parassimpáticos, que também mantêm o tónus simpático do coração e dos vasos sanguíneos. A saída destes núcleos é coordenada para produzir o padrão fisiológico associado ao vómito.

O reflexo do vómito divide-se em duas fases:

Fase de pré-ejeção: Caracteriza-se por uma sensação de náusea associada ao frio, sudação, dilatação das pupilas, salivação e taquicardia mediada por nervos simpáticos e parassimpáticos. Fase de ejeção: Esta fase é composta por vómitos e vómitos com expulsão do conteúdo gástrico. As náuseas e os vómitos pós-operatórios (NVPO) são considerados efeitos secundários muito desagradáveis da anestesia, causando angústia e insatisfação aos doentes e são reconhecidos como uma das principais causas de morbilidade pós-operatória. As náuseas e os vómitos pós-operatórios podem ocorrer após anestesia geral, regional ou local (Watcha MF, 1992).

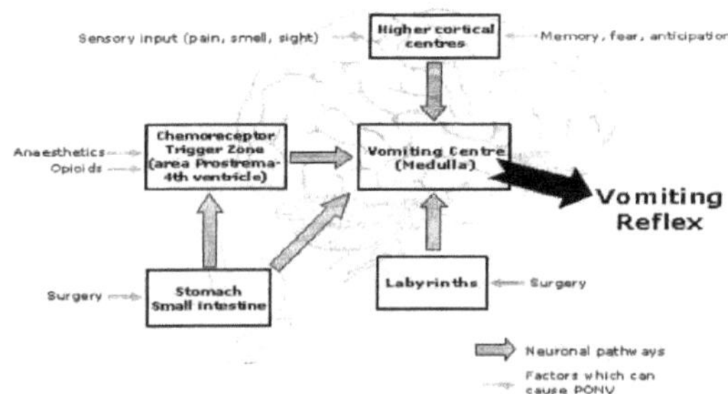

Fig1:

Considerando todos os tipos de população de doentes e procedimentos cirúrgicos, estima-se que as náuseas e os vómitos pós-operatórios possam ter uma incidência de 70-80% em determinados doentes e cirurgias de alto risco [Donnerer, 2003]. Uma estimativa global de náuseas e vómitos pós-operatórios é de aproximadamente 20-30% de todos os doentes adultos submetidos a cirurgia. Os bebés têm

Consequences of PONV

Factors	Consequences
Patient (physical)	Sweating, pallor, tachycardia, stomach aches, increased swallowing, electrolyte disturbances
Patient (surgical)	Esophageal tears, wound dehiscence, disruption of vascular anastomosis, increased intracranial pressure
Patient(anesthesia)	Aspiration pneumonia
Hospital	Increased nursing care time, delayed discharge from Phases I and II, unexpected admission, supplies, and antiemetic agents

uma incidência de aproximadamente 5% de vómitos pós-operatórios (VPO), que aumenta em crianças com mais de 3 anos para uma incidência de aproximadamente 40%, com um pico na puberdade.

Durante as primeiras 2 horas na unidade de cuidados pós-anestésicos (PACU), estima-se que a incidência de náuseas e vómitos ocorra em 20 e 5% dos doentes, respetivamente. Nas 2-24 horas seguintes do pós-operatório, estima-se que as náuseas e os vómitos ocorram em 50 e 25% dos doentes, respetivamente. Embora raras, as náuseas e os vómitos intratáveis graves são uma das principais causas de internamento hospitalar imprevisto e estima-se que ocorram em cerca de 0,18% de todos os doentes pós-cirúrgicos. A maioria dos investigadores relatou uma incidência significativamente mais elevada de náuseas e vómitos após a cirurgia em mulheres em comparação com os adultos do sexo masculino [Tanaka, 1997]. Após determinados procedimentos ginecológicos, como a histerectomia abdominal ou vaginal, a incidência de náuseas e vómitos no pós-operatório pode atingir 73% [Diemunsch P, 1999]. A incidência de náuseas e vómitos no pós-operatório de cirurgias laparoscópicas em regime de hospital de dia varia entre 36-82% durante a recuperação pós-operatória imediata, aproxima-se dos 28% 24 horas após a alta e 11%, 48 horas após a alta [Editorial Anaesthesia 1984].

Os factores que influenciam as náuseas e os vómitos pós-operatórios incluem os factores do doente, a natureza da doença subjacente à cirurgia, o tipo de operação e a técnica anestésica utilizada.

A história prévia de náuseas e vómitos pós-operatórios ou de enjoo [Watcha 1992, Tanaka, 1997], a ansiedade, a história de gastroparesia secundária a obstrução gastrointestinal, a colecistite crónica, as doenças neuromusculares, as neuropatias intrínsecas e a diabetes mellitus são factores de risco bem conhecidos.

A incidência de emese após anestesia geral é influenciada pelo tipo de procedimento cirúrgico, independentemente da técnica cirúrgica utilizada. A maior incidência de emese pós-operatória foi relatada em mulheres submetidas a procedimentos laparoscópicos de retirada de óvulos (54%) [Watcha, 1992]. A segunda maior incidência ocorreu após a laparoscopia (35%) [Andrews, 1988]. Também se verificou uma elevada incidência de náuseas e vómitos no pós-operatório após litotrícia extracorporal por ondas de choque, cirurgia da cabeça e do pescoço e operações ao estômago, duodeno e vesícula biliar [Palazzo, 1984]. Em crianças, existe uma elevada incidência de emese após cirurgia de estrabismo, orquidopexia, cirurgia do ouvido médio e otoplastia [Larsson S, 1990].

Os factores relacionados com a anestesia associados à emese incluem a pré-medicação com IV, nasal, oral, IM e o uso de opióides por via trans-mucosa associado a um aumento da emese pós-operatória [Pandit SK, 1989, Streisand, 1989]. Foi relatado que a adição de atropina e hioscina a um regime de opióides diminui a emese pós-operatória (Dundee JW 1965).

Foi demonstrado que o óxido nitroso aumenta o risco de náuseas e vómitos no pós-operatório através da estimulação direta do centro do vómito e do sistema nervoso simpático. Embora os anestésicos inalatórios possam causar náuseas e vómitos no período pós-operatório imediato, parece não haver diferença na incidência de náuseas e vómitos no pós-operatório entre o desflurano e o sevoflurano ou entre estes agentes e o isoflurano [Jones 1990, Ghouri 1991]. Os hipnóticos intravenosos, como o propofol, o metoxital e a tiopentona, têm menor incidência de náuseas e vómitos no pós-operatório, em comparação com a cetamina ou o etomidato [Donnerer J, 2003]. Foi demonstrado que a reversão dos relaxantes musculares com um anticolinesterásico, como a neostigmina, provoca um aumento da incidência de náuseas e vómitos no pós-operatório devido aos efeitos musarínicos destes fármacos que aumentam a motilidade do TGI [King et al 1988].

A dor pós-operatória pode ser uma causa de náuseas e vómitos pós-operatórios. Foi demonstrado que o uso de opiáceos intravenosos tanto alivia como causa náuseas em doentes com dor e náuseas. A anestesia com opiáceos e as náuseas podem ser revertidas com naloxona, resultando num regresso da dor com náuseas [Anderson R, 1976]. Na SRPA, a dor, os opiáceos, o movimento do doente, a instabilidade hemodinâmica, a hipovolemia, a hipotensão ortostática e o início da ingestão oral aumentam o risco de os doentes desenvolverem náuseas e vómitos no pós-operatório [Yogendran S, 1995]. O movimento do doente e a deambulação precoce na UCPA aumentam o risco basal de náuseas e vómitos pós-operatórios devido à estimulação do nervo vestibular que provoca o enjoo.

A persistência de náuseas e vómitos no pós-operatório pode resultar em desidratação, desequilíbrio eletrolítico e atraso na alta hospitalar, particularmente após cirurgia ambulatória [White PF, 1988]. O vómito e as náuseas persistentes podem causar tensão nas linhas de sutura, hipertensão venosa e aumento da hemorragia sob os retalhos cutâneos. As náuseas e os vómitos no pós-operatório podem expor o doente a um risco acrescido de aspiração pulmonar do vómito se os reflexos das vias aéreas estiverem deprimidos devido aos efeitos residuais dos fármacos anestésicos e analgésicos [JP Vance, 1973].

Estão disponíveis muitos fármacos antieméticos diferentes (Fig. 2) para o tratamento de náuseas e vómitos pós-operatórios, que incluem anticolinérgicos, anti-histamínicos, fenotiazinas, butirofenonas, antidopaminérgicos, antagonistas dos receptores HT3, hipnóticos sedativos e esteróides [Donnerer, 2003]. Sabe-se que a maioria dos antieméticos causa sonolência e efeitos secundários extra-piramidais. A oxigenoterapia, um medicamento barato e facilmente disponível, pode ser administrada para reduzir a incidência de náuseas e vómitos no pós-operatório [Goll V, Akia O et al, 2001]. Os métodos não farmacológicos, como a estimulação eléctrica transcutânea de pontos de acupunctura (TAES), a acupunctura e a acupressão, também são úteis para reduzir a incidência de náuseas e vómitos no pós-operatório [Somri M, Vaida SJ et al e Zarate E, Mingus N et al, 2001]. As doses subhipnóticas de propofol são antieméticas, mas o seu papel está limitado apenas à unidade de cuidados pós-anestésicos, uma vez que os doentes podem começar a ter sintomas de náuseas e vómitos pós-operatórios em casa após a alta (Kim SL, Han TH et al, 2000). O tratamento convencional das náuseas e vómitos pós-operatórios inclui geralmente a administração profilática de um antagonista de um ou mais destes locais receptores, mas nenhum destes agentes foi totalmente eficaz em todos os doentes, talvez porque parece não haver um estímulo único envolvido na causa das náuseas e vómitos pós-operatórios [Lopez O, 1996]

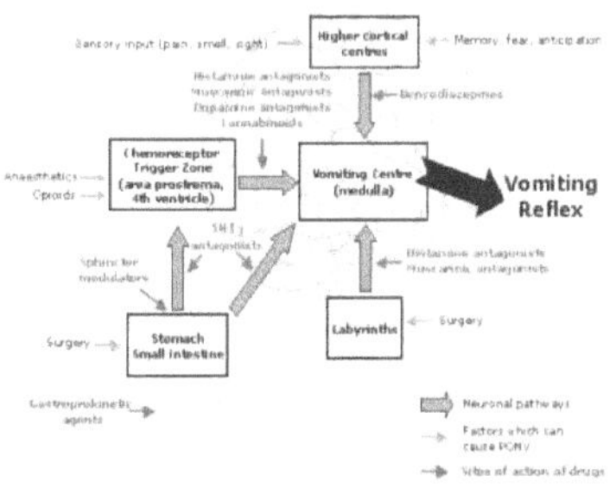

A profilaxia deve ser considerada apenas para as pessoas com risco elevado de desenvolver náuseas e vómitos no pós-operatório. Antecedentes de náuseas e vómitos pós-operatórios ou de enjoo, procedimentos no ouvido, nariz ou garganta, reparação de estrabismo e procedimentos abdominais laparoscópicos são factores importantes que justificam a utilização de profilaxia.

Structural formula of Ondansetron

Farmacologia do ondansetron

A nível mundial, os antagonistas dos receptores 5HT3 habitualmente utilizados são o ondansetron, o tropisteron, o granisetron e o dolasetron. Três novos antagonistas dos receptores 5HT3 atualmente em investigação são o ramosetron, o azosetron e o palamosetron.

Os antagonistas dos receptores 5HT3 têm uma estrutura química semelhante à da serotonina. A estrutura química da serotonina tem um núcleo de seis anéis de carbono e cinco anéis de azoto. Este núcleo químico pode ser considerado como o local de ligação entre o antagonista do recetor 5HT3 e o recetor da serotonina.

Uma vez que os antagonistas dos receptores 5HT3 não tiveram os efeitos secundários dos antieméticos habitualmente utilizados e não afectaram os testes laboratoriais ou causaram interação medicamentosa com outros medicamentos, a sua descoberta foi considerada um grande avanço no tratamento das náuseas e dos vómitos. O ondansetron tem um peso molecular de 365,86. O ondansetrom é um carbazol. Está ligado às proteínas plasmáticas em 70-76 %. O volume de distribuição do ondansetron é de 160 litros e a sua semi-vida de eliminação é de 3-4 horas. O ondansetron tem um pico de concentração plasmática de 60-90 e 20-30 minutos após a administração oral e intravenosa, respetivamente.

O metabolismo ocorre através das enzimas hepáticas CYP2D6, 2E1, 1Al, 1A2, 3A4 P-450, sendo 60% excretado na urina e 25% nas fezes. Foram identificados locais de ligação para a ondansetrona na zona postrema ou perto dela (Barnes et al 1988, Pratt et al 1990). Parece bastante provável que o ondansetron bloqueie os aumentos da condutância catiónica mediados pela serotonina, que medeia a excitação dos nervos aferentes primários vagais e, possivelmente, também dos neurónios na CTZ. Os efeitos secundários conhecidos incluem tonturas, uma sensação de calor no epigástrio, rubor, obstipação e, raramente, hipersensibilidade - normalmente estas reacções são ligeiras e facilmente tratadas com analgésicos ligeiros.

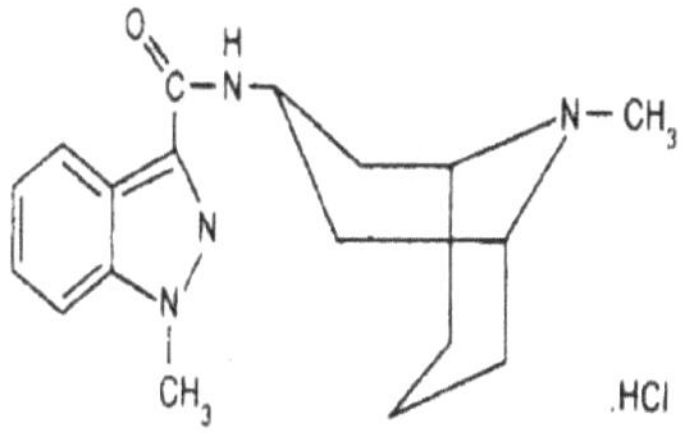

Pharmacology of Granisetron

Structural formula of Granisetron

O granisetron é um composto azabicíclico. É um antagonista potente e seletivo dos receptores 5 HT_3 em locais centrais e periféricos, que se encontram em alta densidade na região dorsomedial do tractus solitarius e na área prostrema. Não demonstra interações significativas com os receptores 5HT1 a-d, $5HT_2$, $5HT_4$, Dopaminérgicos D1 & D2, Histamínicos H1, Benzodiazepínicos.

Estudos em animais demonstraram que a afinidade do granisetron pelo recetor 5HT3 é 4000400000 vezes superior à de outros tipos de receptores. Devido ao seu efeito antagonista, reduz a incidência ou previne completamente as náuseas e os vómitos induzidos por medicamentos citotóxicos. Observou-se também que o granisetron proporciona benefícios no tratamento da emese induzida por radiação e no tratamento de náuseas e vómitos pós-operatórios.

O granisetron pode ser administrado por via oral ou parentérica. Após a administração oral, é completamente absorvido com o aparecimento rápido de metabolitos no plasma, o que sugere um metabolismo pré-sistémico (34-59%). O volume médio de distribuição (27-38 pg/L) é de 234 l (intervalo 178-314 L). O granisetron em voluntários saudáveis está 65% ligado à albumina no plasma. O t1/2 médio em voluntários saudáveis foi estimado em 3,9 horas (2,2-6,8 horas), mas apresenta grandes diferenças entre os sujeitos, tendo sido registado um t1/2 de 9 horas. O granisetrom é um fármaco de depuração moderada a elevada e a cinética permanece linear no intervalo de 30-300 pg/kg.

O granisetron é metabolizado através do metabolismo hepático por N-metilação, oxidação do anel aromático e subsequente conjugação. 11-12% da dose administrada é eliminada, inalterada, na urina. Não se registam diferenças significativas na farmacocinética em jejum ou em jejum.

Considerou-se que o pico de concentração plasmática é mais baixo nas mulheres do que nos homens (28,7 versus 72 pg/L) e pode estar relacionado com um menor volume de distribuição, sendo clinicamente insignificante.

As náuseas e os vómitos pós-operatórios afectam a economia dos cuidados médicos, bem como o grau de satisfação, o conforto e a qualidade de vida dos doentes. Muitas vezes, são mais preocupantes para os doentes do que a dor pós-operatória [J Donnerer, 2003].

Existe um interesse contínuo na prevenção e tratamento de náuseas e vómitos pós-operatórios devido a:

- Um aumento da anestesia em ambulatório e em consultório.
- Novas técnicas de anestesia e medicamentos que ajudam os pacientes a evitar a unidade de cuidados pós-anestésicos (PACU).
- A importância dos cuidados pós-operatórios e a prevenção das complicações pós-operatórias de dor, náuseas e vómitos.
- Introdução de novos antieméticos.

- Utilização de medicamentos antieméticos antigos e novos e técnicas de terapia combinada e multimodal e
- Ineficácia relativa dos antieméticos atualmente utilizados como monoterapia para as náuseas e vómitos pós-operatórios.

Os numerosos receptores eméticos e neuroquímicos no SNC sugerem que uma abordagem antiemética combinada ou multimodelo ajudaria a melhorar a eficácia, especialmente nos doentes com náuseas e vómitos pós-operatórios de risco moderado a extremamente elevado ou difíceis de tratar. A utilização de combinações de antieméticos na prevenção de náuseas e vómitos pós-operatórios tornou-se popular, uma vez que, em geral, a combinação de medicamentos antieméticos que actuam em diferentes receptores emetogénicos melhorou significativamente a eficácia em comparação com a monoterapia que actua num único recetor.

O presente estudo foi realizado para avaliar a eficácia dos antagonistas $5HT_3$ ondansetron e granisetron na prevenção de náuseas e vómitos pós-operatórios em mulheres submetidas a colecistectomia laparoscópica.

REVISÃO DA LITERATURA

As náuseas e os vómitos no período pós-operatório sempre estiveram associados ao uso de anestésicos gerais e a procedimentos cirúrgicos.

Uma das primeiras menções de náuseas e vómitos pós-operatórios (NVPO) foi feita por John Snow em 1848, 18 meses após a introdução da anestesia, na Grã-Bretanha. Ele observou que o movimento logo após a operação pode ter desencadeado o vómito e que era mais provável que o vómito ocorresse se o doente tivesse comido recentemente. O tratamento pós-operatório incluía vinho. Assim que as náuseas e os vómitos pós-operatórios foram definidos por John Snow em 1848, foram iniciados esforços para os remediar. Foi em 1883 que Brown-Squared escreveu "na grande maioria dos casos, a adição de uma certa quantidade de atropina à morfina evita os vómitos e também as náuseas provocadas apenas pela morfina".

Na procura de um antiemético ideal para combater os sintomas perturbadores e angustiantes das náuseas e vómitos pós-operatórios, muitos remédios foram utilizados ao longo dos anos. Robert Ferguson (1912) descreveu o uso de azeite de oliva. O óleo era administrado "por via oral imediatamente após a restauração parcial da consciência" e ele postulou que "o óleo no estômago absorvia qualquer éter que pudesse estar lá".

Em 1916, **Flagg** sugeriu que as náuseas e os vómitos pós-operatórios podem resultar de outras causas que não os anestésicos: "Há pelo menos três tipos de vómitos", o primeiro dos quais atribuiu aos anestésicos, o segundo devido a respostas reflexas como a dor e o último aos opiáceos.

Em 1957, **Burtles e Peckett** sugeriram que a pré-medicação com petidina resulta em menos náuseas e vómitos pós-operatórios do que os associados apenas à morfina. Em contrapartida, Belvilli, Bross e Howland 1960 sugeriram o contrário. A utilização de opiáceos numa técnica anestésica equilibrada em substituição de agentes voláteis está associada a um aumento da incidência de náuseas e vómitos no pós-operatório. Também relataram uma incidência quase três vezes maior de náuseas e vómitos pós-operatórios após a cirurgia, em paralelo com um aumento da duração da cirurgia. Vários outros investigadores também sugeriram um aumento da incidência de náuseas e vómitos pós-operatórios com o aumento da duração da cirurgia. Em contrapartida, a duração da cirurgia não foi um fator significativo em vários estudos.

Foi em 1960, em França, que a metoclopramida foi desenvolvida e tem sido amplamente utilizada na prevenção e tratamento de náuseas e vómitos pós-operatórios nos últimos 30 anos. Mandley, em 1967, realizou um estudo pioneiro em doentes submetidas a pequena cirurgia ginecológica e verificou uma redução de 80% nas náuseas e vómitos pós-operatórios com a utilização de metoclopramida.

Sen et al (1988) estudaram o papel do óxido nitroso na causa de náuseas e vómitos pós-operatórios. Os resultados mostraram que não houve diferença significativa na incidência de náuseas e vómitos quando o óxido nitroso foi omitido. A incidência e a gravidade das náuseas e dos vómitos permaneceram as mesmas após 48 horas em ambos os grupos, concluindo-se que a utilização de N2O na laparoscopia de um dia não aumenta a incidência de náuseas e vómitos do que quando é omitido.

Steven M. Grunberg, LL Stevenson, A. Russell et al (1989) realizaram um estudo de fase I com doses variadas de antagonistas da serotonina para a prevenção de náuseas e vómitos induzidos pela cisplatina. Avaliaram 43 doentes e administraram o fármaco na gama de doses de 0,01-0,46 mg/kg. Observaram uma excelente eficácia antiemética em 44% dos doentes (sem vómitos) e 26% (sem náuseas). Não foi observada qualquer reação extrapiramidal ou acatisia. Concluíram que o antagonista dos receptores $5HT_3$ pode proporcionar uma eficácia antiemética semelhante à de doses elevadas de metoclopramida sem toxicidade antidopaminérgica.

Stein Kasa, R Fernand, V John et al (1990) compararam a eficácia do ondansetron com a da metoclopramida na profilaxia de náuseas e vómitos induzidos por ciclofosfamida e doxorrubicina. Verificaram que 26 de 40 (65%) doentes tratados com ondansetron, em comparação com 17 de 42 (41%) doentes tratados com metoclopramida, tinham uma proteção antiemética completa. Acrescentaram ainda que a náusea grave estava presente em 3% dos doentes no grupo do ondansetron e em 31% no grupo da metoclopramida. Concluíram que o ondansetron era mais eficaz como antiemético do que a metoclopramida. **Bailey et al (1990)** estudaram a redução das náuseas e dos vómitos pela escopolamina transdérmica após uma laparoscopia ambulatória. Ficou provado que os doentes que receberam escopolamina tinham menos náuseas e vómitos do que os que receberam placebo. As náuseas e os vómitos graves estavam presentes em 62% dos doentes que receberam placebo, em comparação com 37% no grupo da escopolamina.

Wetchler, Song YF, Joslyn AF et al (1990), no seu estudo "Ondansetron decreases emetic symptoms following outpatient laparoscopy", demonstraram que uma dose única de ondansetron 8 mg administrada por via intravenosa antes da indução da anestesia estava associada a um número significativamente menor de sintomas eméticos no pós-operatório em comparação com um grupo de controlo. 76% do grupo do ondansetron não teve sintomas eméticos durante as primeiras 2 horas após a cirurgia, em comparação com 58% dos controlos. Nas 22 horas seguintes, 69% do grupo tratado não apresentou sintomas eméticos, em comparação com 49% dos controlos.

Larijani, Irwin G, Shahab M et al (1991) estudaram 36 doentes, sobretudo do sexo feminino, que sofriam de náuseas e vómitos após uma cirurgia ortopédica e ginecológica, distribuídos aleatoriamente para receberem ondansetron 8 mg IV ou placebo durante 2 a 5 minutos num estudo em dupla ocultação. Observaram que o ondansetron foi significativamente mais eficaz do que o placebo e que o controlo das náuseas foi alcançado em 78% dos doentes que receberam ondansetron, em comparação com 28% dos que receberam o placebo.

Bodner e White (1991) estudaram 71 mulheres saudáveis que tinham desenvolvido náuseas e vómitos após uma laparoscopia e que foram distribuídas aleatoriamente num estudo em dupla ocultação para receberem ondansetron 8 mg IV ou placebo. Verificaram que 49% dos doentes que receberam ondansetron, em comparação com 8% do grupo que recebeu placebo, não tiveram mais episódios de emese, enquanto 43% e 86%, respetivamente, necessitaram de antieméticos de recurso.

Leeser e Lip H (1991), no seu estudo "prevention of postperative nausea and vomiting using ondansetron a new selective 5-HT_3 recetor antagonist", utilizaram ondansetron 16 mg ou placebo cerca de 1 hora antes da operação e 8 horas depois num estudo em dupla ocultação em doentes ASA I - III submetidas a cirurgia ginecológica intra-abdominal de grande porte sob anestesia geral. Observaram que 82% do grupo placebo se queixaram de náuseas e 40% tiveram vómitos, em comparação com 17% que tiveram náuseas e 12% vómitos no grupo do ondansetron. Concluíram que o ondansetron era um agente promissor para a prevenção de náuseas e vómitos pós-operatórios.

Mark Dershwitz, ER Cart, Alan F et al (1992) efectuaram um estudo em 50 mulheres que receberam, por via intravenosa, duas doses de 8 mg de ondansetron ou duas doses de placebo. A primeira dose foi administrada imediatamente antes da anestesia geral e a segunda 8 horas mais tarde. Observaram que os indivíduos tratados com ondansetron tiveram menos episódios eméticos e menos náuseas subjectivas. Concluíram que o ondansetron era mais eficaz do que o placebo na profilaxia das náuseas e dos vómitos.

Eli Alon e Sabine Himmelscher (1992) avaliaram a eficácia antiemética profiláctica do ondansetron numa comparação aleatória em dupla ocultação com droperidol e metoclopramida em 66 doentes submetidos a anestesia geral para dilatação e curetagem (D&C). Dez minutos após a indução da anestesia, 22 pacientes de cada grupo receberam uma dose única intravenosa de 8 mg de ondansetron, ou 1,25 mg de droperidol ou 10 mg de metoclopramida. Verificaram que a incidência de vómitos foi de 13% com o ondansetron, 46% com o droperidol e 54% com a metoclopramida. Concluíram que o ondansetron foi superior ao droperidol e à metoclopramida na prevenção do esgar de vómito após anestesia geral para dilatação e curetagem.

GNC Kenny, DJ Rowbotham, CG Haign et al (1992), compararam a eficácia do ondansetron 16 mg, 8 mg e 1 mg administrados de 8 em 8 horas para a prevenção de náuseas e vómitos. Observaram que a frequência das náuseas era de 75%, 70%, 56% e 55% com placebo. Tanto o ondansetron 8 mg como o 16 mg foram mais eficazes do que o ondansetron 1 mg e o placebo, mas verificou-se que o ondansetron 16 mg não era mais eficaz do que o ondansetron 8 mg quando administrado três vezes por dia.

J.H. Rapheal e AC Norton (1993) compararam a eficácia antiemética profiláctica do ondansetron com a da metoclopramida em 123 doentes submetidas a anestesia geral para cirurgia laparoscópica ginecológica de dia. As pacientes receberam ondansetron IV 4 mg ou metoclopramida 10 mg imediatamente antes de uma anestesia padrão. 82% das doentes do grupo do ondansetron, em comparação com 47% do grupo da metoclopramida ($p<0,001$), não tiveram náuseas e vómitos. Verificaram também que, nos doentes com história prévia de náuseas e vómitos pós-operatórios, as náuseas eram menos graves nos que receberam ondansetron do que nos que receberam metoclopramida ($p<0,05$). Concluíram que a administração profilática pré-operatória de ondansetron IV foi superior à metoclopramida na prevenção de náuseas e vómitos pós-operatórios.

J. Henk, JH Helmers, J Soni et al (1993) estudaram o efeito de uma dose IV única de ondansetron na prevenção de náuseas e vómitos pós-operatórios, num estudo internacional multicêntrico, aleatório, duplamente cego e controlado por placebo. Foram selecionadas para o estudo mulheres da classe ASA I-III submetidas a cirurgia para vários procedimentos ginecológicos. 235 pacientes receberam placebo, 237 receberam 1 mg de ondansetrona, 228 receberam 8 mg de ondansetrona e 229 receberam 16 mg de ondansetrona, em infusão durante cinco minutos antes da indução da anestesia. Observaram que uma maior percentagem de doentes nos grupos de 8 mg e 18 mg de ondansetrona não teve vómitos no pós-operatório (44% e 39%, respetivamente) do que nos grupos de placebo e 1 mg de ondansetrona (29% e 28%, respetivamente) durante os primeiros 24 dias de pós-operatório (8 mg vs placebo e 1 mg; $p \leq 0,001$; 16 mg vs placebo; $p < 0,05$; 16 mg vs 1 mg; $p < 0,05$). Da mesma forma, a percentagem de doentes que não tiveram náuseas no pós-operatório foi de 20%, 26%, 31% e 28% para os grupos de tratamento com placebo, 1 mg, 8 mg e 16 mg de ondansetron, respetivamente (8 mg e 16 mg vs placebo $p < 0,05$).

Concluíram que o ondansetron IV nas doses de 8 mg e 16 mg é bem tolerado e eficaz na prevenção de náuseas e vómitos pós-operatórios, não tendo sido observado maior benefício com a dose de 16 mg em comparação com a dose de 8 mg.

Ray Mackenzie, Kovac T O'Connor et al (1993), utilizando um desenho de estudo prospetivo aleatório em dupla ocultação, compararam a incidência de náuseas e emese durante o período pós-operatório de 24 horas em doentes tratadas com ondansetron versus doentes tratadas com placebo. Foram incluídas 544 mulheres com idades compreendidas entre os 18 e os 70 anos submetidas a procedimentos cirúrgicos ginecológicos com anestesia geral com opiáceos em regime de ambulatório. Verificaram que todas as doses de ondansetron IV testadas (1, 4 e 8 mg) foram significativamente mais eficazes (62%, 76% e 77%, respetivamente) do que o placebo (46%) na redução da incidência de emese após a cirurgia até 24 horas após a entrada na sala de recuperação. Todas estas doses foram mais eficazes do que o placebo em doentes sem história prévia de emese após a cirurgia e as doses de 4 mg e 8 mg foram mais eficazes do que o placebo em doentes com história prévia de emese após a cirurgia. Concluíram que o ondansetron administrado por via intravenosa para prevenir a náusea e a emese pós-operatória foi altamente eficaz nas doses de 4 e 8 mg em mulheres submetidas a cirurgia ginecológica ambulatória.

Wetcher B Y, Sung Y F (1993) demonstraram que, nas primeiras 24 horas após a emergência da anestesia, mais doentes no grupo do ondansetron (62%) em comparação com o grupo do placebo (40%) não tiveram vómitos.

Fujii et al (1994) estudaram a redução de náuseas e vómitos pós-operatórios com granisetron, metoclopramida e placebo. Os efeitos foram estudados durante as primeiras três horas e nas 24 horas seguintes após a anestesia através da pontuação de náuseas e vómitos. A pontuação média para 0-3 horas foi de 0,8, 0,1, 0,1 após a administração de placebo, metoclopramida e granisetron. A pontuação correspondente de 3-24 horas foi de 0,6, 0,5, 0,1. Concluiu-se neste estudo que o granisetron é superior à metoclopramida na prevenção a longo prazo de náuseas e vómitos.

Fujii et al (1994) estudaram a dose óptima de granisetrom. O estudo provou que 40 mcg/Kg de granisetron é tão eficaz como 60 mcg/Kg de granisetron. Em conclusão, 40 mcg/Kg de granisetron é considerada a dose adequada para a prevenção de náuseas e vómitos pós-operatórios após a anestesia.

Ray Mackenzie, B Tantisira, TJ Riley et al (1994), compararam a eficácia de ondansetron mais soro fisiológico versus ondansetron mais dexametasona na prevenção de náuseas e vómitos pós-operatórios em 180 mulheres submetidas a anestesia geral para cirurgia ginecológica de grande porte num estudo duplamente cego e aleatório. Oitenta e nove pacientes receberam ondansetron IV 4 mg, mais solução salina (grupo I) e 91 pacientes receberam ondansetron IV 4 mg mais dexametasona 8 mg (grupo 2) durante o procedimento cirúrgico. 38% dos doentes do grupo I e 52% do grupo 2 (p=0,048) não tiveram emese nem necessitaram de antieméticos de resgate, durante o período pós-operatório de 24 horas. A emese ocorreu em 34% dos pacientes do grupo I e em 15% do grupo 2 (p = 0,003). As pontuações de náusea foram significativamente mais baixas para os doentes do grupo 2 às 2 horas (p=0,023) e às 24 horas (p=0,001). Concluíram que a combinação de ondansetron e dexametasona foi mais eficaz do que ondansetron e soro fisiológico na prevenção de náuseas e vómitos pós-operatórios em mulheres submetidas a cirurgia ginecológica de grande porte.

Samia Khalil, B. Kataria, K Pearson et al (1994), compararam a eficácia de 1,4 e 8 mg de ondansetron com placebo. Observaram que os doentes que receberam 4 mg ou 8 mg de ondansetrão continuaram a ter taxas de resposta completa significativamente mais elevadas. Os acontecimentos adversos foram pouco significativos e os doentes tratados com ondansetrona apresentaram perfis semelhantes aos do placebo. O ondansetron não prolongou o tempo de despertar, pelo que se concluiu do estudo que o ondansetron era um antiemético profilático seguro e eficaz para mulheres submetidas a cirurgia em ambulatório sob anestesia com óxido nitroso, oxigénio e opiáceos.

MH Pearman (1994) avaliou a eficácia e a segurança do ondansetron IV profilático em doentes do sexo masculino e feminino submetidos a cirurgia em ambulatório. Avaliou que o ondansetron 4 e 8 mg foram significativamente melhores do que o placebo na prevenção da emese e também observou que as doses de 4 e 8 mg foram significativamente melhores do que o ondansetron 1 mg na prevenção da emese, enquanto 8 mg não foi estatisticamente diferente de 4 mg.

R. Alexander, AT Lowel, B Hill et al (1995) compararam a eficácia do ondansetron e do droperidol na redução das náuseas e vómitos pós-operatórios. Os pacientes ASA I-II submetidos a cirurgia ortopédica de grande porte foram anestesiados e receberam morfina 1mg/ml isoladamente, ou morfina + 1,25 mg de droperidol em dose única + 0,083 mg/ml de droperidol na seringa de infusão ou morfina + 4 mg de ondansetron e 0,13 mg/ml de ondansetron na seringa de infusão. Os resultados obtidos mostraram que a incidência de vómitos diminuiu de 59% no grupo da morfina apenas para 35% e 14% no grupo do droperidol ($p<0,05$) e do ondansetron ($p<0,001$), respetivamente. Concluíram que o ondansetron era superior ao droperidol quando utilizado com analgesia controlada pelo doente e causava menos sedação.

Desilva PH, AH Darvish, SM McDonald et al (1995), no seu estudo intitulado "the efficacy of the prophylactic ondansetron, droperidol, perphenazine and metoclopramide' in the prevention of nausea and vomiting after major gynecological surgery", comparou a eficácia do ondansetron profilático, do droperidol, da perfenazina e da metoclopramida na prevenção de náuseas e vómitos num estudo prospetivo em dupla ocultação com 360 doentes ASA I - II submetidas a histerectomia abdominal total (HTA). Os indivíduos foram selecionados aleatoriamente para receber um dos seguintes medicamentos por via intravenosa: ondansetrona 4 mg, droperidol 1,25 mg, perfenazina 5 mg, metoclopramida 10 mg ou placebo antes da indução da anestesia. Os doentes no pós-operatório que desenvolveram náuseas, vómitos ou vómitos graves, definidos como crise emética grave (SES), foram considerados como tendo falhado a profilaxia antiemética e receberam um antiemético de resgate. Um número significativamente maior de doentes que receberam ondansetrona IV (63%), droperidol (76%) e perfenazina (70%) não teve EES em comparação com o placebo (43%). A metoclopramida foi ineficaz.

MJ Paech, SF Evans, TJG Pavy et al (1995) compararam uma dose única de ondansetron versus droperidol para a profilaxia de náuseas e vómitos pós-operatórios após cirurgia ginecológica abdominal de grande porte em 270 pacientes num estudo aleatório, duplamente cego, controlado por placebo. Concluíram que o ondansetron administrado intraoperatoriamente reduziu os vómitos após cirurgia ginecológica abdominal de grande porte e também reduziu o risco de sentir náuseas após seis horas de pós-operatório.

MK Koivuranta, E Laara, PT Ryhanen (1996) investigaram a eficácia antiemética do ondansetron administrado profilaticamente num tratamento aleatório, duplamente cego e controlado por placebo. De 63 pacientes submetidos a colecistectomia laparoscópica, os pacientes receberam, antes da anestesia, ondansetron IV 4 mg ou placebo. As náuseas, os episódios de emese e a necessidade de medicação de emergência foram registados durante 24 horas no pós-operatório. A náusea foi sentida por 64% dos pacientes no grupo do ondansetron e 56% no grupo do placebo e os episódios eméticos ocorreram em 45% e 50% dos pacientes nos dois grupos, respetivamente. Concluíram que o ondansetron administrado na dose de 4 mg não preveniu as náuseas e os vómitos pós-operatórios após colecistectomia laparoscópica.

Mackenzie R, DL Hamilton, TJ Riley et al (1996) compararam a eficácia antiemética do droperidol com uma combinação de droperidol e ondansetron. Mulheres com estado ASA I-II programadas para ligadura tubária laparoscópica foram anestesiadas dentro de 15 minutos após a indução da anestesia. O grupo I (n=60) recebeu droperidol 1,25 mg e ondansetron 4 mg e o grupo 2 (n=60) recebeu droperidol IV e solução salina normal. Observaram que a resposta completa (sem emese, sem resgate) para o grupo I foi de 55 de 60 casos, ou seja, 91,6% contra 47 de 60 casos, ou seja, 78,3% no grupo II. Concluíram que a combinação droperidol / ondansetron foi significativamente superior ao "droperidol isolado" na resposta completa, bem como na incidência e gravidade das náuseas.

L. Lopez Olando, F Carrascosa, N Busto et al (1996) estudaram a eficácia da combinação de dexametasona e ondansetron na profilaxia de náuseas e vómitos pós-operatórios. Foram estudadas 100 mulheres ASA I - II). Concluíram que a administração profilática de ondansetron e dexametasona combinados era mais eficaz na prevenção de náuseas e vómitos pós-operatórios do que qualquer um dos dois fármacos isoladamente.

Mohammad Naguib, MH Khoshim, M Gammal et al (1996), compararam a atividade antiemética de diferentes antagonistas dos receptores 5HT3 com a metoclopramida e o placebo. Estudaram 132 doentes submetidos a colecistectomia laparoscópica. Os doentes receberam 4 mg de ondansetron, 5 mg de tropisetron e 3 mg de granisetron e foram comparados com doentes que receberam metoclopramida e placebo. Observaram que os doentes sem emese eram 65,5%, 52%, 48%, 29,2% e 27,6% nos grupos do ondansetron, granisetron, tropisetron, metoclopramida e placebo, respetivamente. Concluíram que a administração profiláctica de ondansetron resulta numa menor incidência ($p=0,02$) de náuseas e vómitos pós-operatórios do que com metoclopramida ou placebo. Não houve diferença estatística entre os diferentes antagonistas dos receptores 5 HT3 e a metoclopramida foi considerada ineficaz.

Richard A Steinbrook, DC Brooks, JL Gosnell et al (1996), estudaram 200 doentes adultos submetidos a colecistectomia laparoscópica, numa investigação prospetiva, aleatória e duplamente cega, comparando ondansetron 4 mg (grupo O) com a combinação de droperidol, 0,625 mg e metoclopramida, 10 mg (grupo DM) para prevenção de náuseas e vómitos pós-operatórios. Dos 102 pacientes do grupo O, 44 necessitaram de antieméticos na SRPA, em comparação com 24 dos 98 pacientes do grupo DM ($p<0,01$). Os autores concluíram que o droperidol 0,625 mg IV em combinação com metoclopramida 10 mg IV foi mais eficaz na prevenção de náuseas e vómitos pós-operatórios do que o ondansetron 4 mg IV em doentes submetidos a colecistectomia laparoscópica e não houve diferença no tempo de alta.

Wilson et al (1996) compararam a eficácia da dose única de granisetron 0,1 mg e 1,0 mg e descobriram que a proporção de doentes que não apresentavam náuseas e vómitos era significativamente maior nos doentes tratados com granisetron 1,0 mg do que nos tratados com 0,1 mg.

Y.Fujii et al (1996) estudaram a eficácia do granisetron em crianças submetidas a squint & amigdalectomia para as náuseas e vómitos pós-operatórios, concluindo que o granisetron é eficaz na prevenção do vómito e do prurido após squint e amigdalectomia em doentes pediátricos.

Martin R Tramer, Reynolds, Moore (1997), os autores analisaram os dados de eficácia e segurança do ondansetron na prevenção de náuseas e vómitos pós-operatórios. Concluíram que, se o risco de náuseas e vómitos pós-operatórios for muito elevado, por cada 100 doentes que recebam uma dose adequada de ondansetron, 20 doentes não vomitarão, os quais teriam vomitado se tivessem recebido um placebo.

Yoshitaka Fujii, Tanaka, H Toyooka (1997), num estudo aleatório, duplamente cego, compararam os efeitos da dexametasona mais droperidol, metoclopramida ou granisetron com cada antiemético isoladamente para a prevenção de náuseas e vómitos pós-operatórios em 270 doentes do sexo feminino submetidas a anestesia geral para cirurgia ginecológica de grande porte. Concluíram que a dexametasona aumenta a eficácia antiemética do granisetron mas não potencia os outros antieméticos - droperidol e metoclopramida - em mulheres submetidas a cirurgia ginecológica de grande porte.

Y.Fujii et al. (1997) compararam o placebo, o droperidol e o granisetron na redução da incidência e da gravidade das náuseas e dos vómitos após colecistectomia laparoscópica. Os resultados mostraram que a incidência de náuseas e vómitos foi de 46% no grupo do placebo, de 41% no grupo do droperidol e de 15% no grupo do granisetron, concluindo, portanto, que o granisetron é mais eficaz do que o droperidol e o placebo na redução da incidência e da gravidade das náuseas e dos vómitos pós-operatórios após colecistectomia laparoscópica.

Enrico Pollati, G Verlato, G Finco et al (1997) compararam a eficácia e a segurança do ondansetron e da metoclopramida, num estudo prospetivo, aleatório e duplamente cego em 175 doentes com náuseas e vómitos pós-operatórios durante a recuperação da anestesia para laparoscopia ginecológica. Cinquenta e oito doentes foram tratados com ondansetron 4 mg IV, 57 doentes foram tratados com metoclopramida 10 mg IV e 60 doentes foram tratados com placebo. A eficácia antiemética precoce (abolição dos vómitos em 10 minutos e das náuseas em 30 minutos após a administração dos fármacos em estudo, sem mais episódios de vómitos ou náuseas durante a primeira hora) foi obtida em 54 de 58 doentes (93,1%) no grupo do ondansetron, 38 de 57 doentes (66,7%) no grupo da metoclopramida e em 21 de 60 doentes (35%) no grupo do placebo ($p<0,001$). Concluíram que o ondansetron 4 mg é mais eficaz do que a metoclopramida 10 mg e o placebo no tratamento de náuseas e vómitos pós-operatórios estabelecidos.

M. Koivuranta, E. Laara, P Ravaska et al (1997) compararam a eficácia antiemética profilática do ondansetron e do droperidol na prevenção de náuseas e vómitos pós-operatórios num ensaio prospetivo, aleatório, duplamente cego e controlado por placebo. Concluíram que a eficácia do ondansetron e do droperidol profiláticos na redução das náuseas e vómitos no pós-operatório de cirurgia laparoscópica em doentes do sexo feminino era semelhante, mas o ondansetron parecia ser muito mais eficaz do que o droperidol na prevenção dos vómitos. O ondansetron e o droperidol foram ambos significativamente melhores do que o placebo na profilaxia de náuseas e vómitos pós-operatórios.

Cabrera e Matute (1997) estudaram a eficácia do ondansetron na prevenção de náuseas e vómitos no pós-operatório de colecistectomia laparoscópica e os resultados sugerem que a administração intravenosa de 4 mg de ondansetron é significativamente superior ao placebo para as náuseas e vómitos no pós-operatório de colecistectomia laparoscópica.

V. Rajeeva e N. Bhardwaj, YK Batra et al (1998) compararam a eficácia da combinação de ondansetron dexametasona com ondansetron clone para a prevenção de náuseas e vómitos pós-operatórios (NVPO) em mulheres submetidas a laparoscopia de diagnóstico. Eles estudaram 51 pacientes do sexo feminino de forma duplo-cega e randomizada, com idade entre 20 e 40 anos, estado físico ASA-I. O grupo I (n=26) recebeu 4 mg de ondansetron IV e o grupo 2 (n=25) recebeu a combinação de 4 mg de ondansetron e 8 mg de dexametasona IV, logo após a indução da anestesia. O escore de náuseas e vômitos no pós-operatório foi menor nos pacientes que receberam a combinação de ondansetrona e dexametasona (3,76) do que a ondansetrona isolada (4,38) na 0 hora ($p<0,001$), 2 horas ($p<0,05$) e 24 horas ($p<0,01$). No grupo 1, 38,5% dos doentes tiveram uma pontuação de náuseas > 5 (náuseas graves) em comparação com apenas 12% dos doentes do grupo 2 ($p<0,025$). A incidência global de vómitos foi maior no grupo I (35%) do que no grupo 2 (8%) ($p<0,05$). O grupo da combinação mostrou um melhor controlo do vómito tardio em comparação com o grupo do ondansetron (4% vs 35%) ($p<0,01$). Concluíram que a combinação de ondansetron e dexametasona proporciona um controlo adequado das náuseas e vómitos pós-operatórios, sendo as náuseas e vómitos pós-operatórios tardios melhor controlados do que as náuseas e vómitos pós-operatórios precoces.

William M Splinter e EJ Rhine (1998) compararam o efeito de uma dose elevada (150 mg/kg) de ondansetron com uma dose baixa (50 mg/kg) de ondansetron mais 150 mg/kg de dexametasona na incidência de vómitos após cirurgia de estrabismo em crianças, num desenho duplamente cego, bloqueado, estratificado e aleatório, em 200 pacientes com idades entre os 2 e os 14 anos. O grupo de baixa dose de ondansetron mais dexametasona teve uma menor incidência de vómitos 9% (95% CI = 4-17%) versus 28% (95% CI = 20-38% p <0,001). Apenas 1% dos pacientes no grupo de baixa dose de ondansetron mais dexametasona vomitaram enquanto estavam no hospital. Concluíram que a dose baixa de ondansetron mais dexametasona é uma combinação antiemética profiláctica eficaz para crianças submetidas a cirurgia de estrabismo.

Y. Fujii, H. Toyooka e H. Tanaka (1998) compararam a eficácia do granisetron em combinação com a dexametasona com cada fármaco isoladamente na prevenção de náuseas e vómitos pós-operatórios (NVPO) após cirurgia do ouvido médio. Cento e vinte pessoas foram estudadas num estudo aleatório, duplamente cego, que receberam granisetron 3 mg, dexametasona 8 mg ou granisetron 3 mg com dexametasona 8 mg IV (n=40 em cada grupo). Uma resposta completa, definida como ausência de náuseas e vómitos no pós-operatório ou ausência de necessidade de outro antiemético de resgate durante as primeiras 3 horas após a anestesia, foi registada em 83%, 50% e 98% dos doentes que receberam granisetron, dexametasona e granisetron - dexametasona, respetivamente. Verificaram também que as incidências correspondentes durante as 21 horas seguintes após a anestesia foram de 80%, 55% e 98% (p<0,05). Concluíram que o uso profilático de granisetron e dexametasona combinados foi mais eficaz do que cada antiemético isoladamente para a prevenção de náuseas e vómitos pós-operatórios após cirurgia do ouvido médio.

Munro et al (1999) estudaram o granisetron oral e concluíram que o granisetron oral na dose de 20 mcg/Kg proporcionava uma profilaxia eficaz contra náuseas e vómitos pós-operatórios em crianças submetidas a cirurgia de estrabismo.

Kang Liu, Chi-Chang Hsu, YY Chia et al (1999) realizaram um estudo duplamente cego, aleatorizado e controlado por placebo para avaliar a dose mínima eficaz de dexametasona para anti-emese pós-operatória. Concluíram que 2,5 mg é a dose mínima eficaz de dexametasona para anti-emese pós-operatória em doentes submetidas a anestesia geral para cirurgia ginecológica de grande porte.

Helmy et al (1999) estudaram a eficácia antiemética profilática do ondansetron, droperidol e metoclopramida na colecistectomia laparoscópica e concluíram que a incidência de náuseas e vómitos no pós-operatório era menor no grupo do ondansetron do que nos outros grupos.

Ruiz DAJ, Tobaline BR et al (1999) estudaram a eficácia antiemética do ondansetron na colecistectomia laparoscópica, um estudo aleatório duplamente cego com controlo de placebo. Conclusão confirmada ondansetron 4 mg administrado antes da cirurgia previne náuseas e vómitos pós-operatórios e reduz o tempo de internamento.

Y.Fuji (1999), no ensaio clínico aleatório de granisetron, droperidol e metoclopramida para o tratamento de náuseas e vómitos após colecistectomia laparoscópica, demonstrou que granisetron 40 mcg/Kg é mais eficaz do que droperidol 20 mcg/Kg ou metoclopramida 0,2mg/Kg na prevenção de náuseas e vómitos pós-operatórios.

JJ Wang, ST Ho, HS Liu et al (2000) estudaram o efeito antiemético profilático da dexametasona IV em mulheres submetidas a laqueação tubária laparoscópica ambulatória de forma aleatória, duplamente cega e controlada por placebo). Concluíram que a dexametasona 10 mg reduziu significativamente a incidência de náuseas e vómitos pós-operatórios em mulheres submetidas a laqueação tubária laparoscópica ambulatória.

AB Ahmed, GJ Hobbs, JP Curran (2000) compararam o ondansetron IV 4 mg (controlo), o ondansetron IV 4 mg e a ciclizina 50 mg, em combinação com soro fisiológico IV 0,9% (placebo), administrado após a indução, para a prevenção de náuseas e vómitos (NVPO) após uma cirurgia laparoscópica ginecológica em regime de cuidados diários. Observaram que, em comparação com o placebo, menos doentes do grupo de controlo vomitaram (9/20 vs 11/59; p = 0,02) ou necessitaram de antieméticos de resgate (7/20 vs 9/59; p = 0,06) antes da alta. Observaram que a incidência de vómitos no grupo de combinação foi inferior a 5% no total e, em comparação com o grupo de controlo, o grupo de combinação teve uma incidência (p=0,001) e uma gravidade (p<0,001) significativamente inferiores de náuseas após a alta e mais doentes sem náuseas e vómitos no pós-operatório em qualquer altura durante o estudo (15/59 vs 27/60; p = 0,03). Ao contrário dos grupos de controlo/placebo, nenhum doente que recebeu a profilaxia combinada foi internado durante a noite para tratamento de náuseas e vómitos no pós-operatório. Concluíram que a combinação de ondansetron mais ciclizina controlava melhor as náuseas e os vómitos pós-operatórios em cirurgia laparoscópica ginecológica em regime de dia do que quando o ondansetron era administrado isoladamente.

Y. Fujii, Tanaka e H. Toyooka (2000) estudaram o efeito da combinação granisetron / dexametasona para a prevenção de náuseas e vómitos pós-operatórios após colecistectomia laparoscópica. Cento e vinte pacientes (83 mulheres), com idades entre 25 e 65 anos, foram designados para receber granisetron 40 mg/kg sozinho ou granisetron 40 mcg/kg mais dexametasona 8 mg (n=60 de cada) IV imediatamente antes da indução da anestesia de forma prospetiva, aleatória e duplamente cega. Observaram que uma resposta completa, definida como ausência de náuseas e vómitos no pós-operatório e sem necessidade de outro antiemético de resgate, durante as 0-3 horas após a anestesia, foi de 83% com granisetron e 98% com granisetron mais dexametasona, respetivamente (p=0,008) e a incidência correspondente, durante as 3-34 horas seguintes após a anestesia, foi de 83% e 98% (p=0,008). Concluíram que a terapia profilática com a combinação granisetron / dexametasona é mais eficaz do que o granisetron isolado para a prevenção de náuseas e vómitos pós-operatórios após colecistectomia laparoscópica.

Y.Fujii et al (2000) num ensaio clínico aleatório de Ganisetron, Droperidol e Metoclopramida para o tratamento de náuseas e vómitos após colecistectomia laparoscópica, concluíram que a dose elevada de granisetron 40mcg/Kg foi mais eficaz do que o droperidol ou a metoclopramida para o tratamento de náuseas e vómitos pós-operatórios estabelecidos após colecistectomia laparoscópica **Gigilo et al 2000**, no seu estudo para prevenir náuseas e vómitos após quimioterapia contra o cancro, concluíram que tanto o ondansetron como o granisetron têm eficácia antiemética, mas a dose de granisetron foi muito inferior à de ondansetron.2mg de granisetrom intravenoso é equivalente a 8-16 mg de ondansetrom administrado por via intravenosa.

Jhi-Joung Wang, ST Ho, CS Tang et al (2000) avaliaram o efeito do momento de uma administração IV prolongada de dexametasona na sua eficácia como antiemético profilático ou náuseas e vómitos pós-operatórios (NVPO). Concluíram que a administração profilática IV de dexametasona imediatamente antes da indução, em vez de no final da anestesia, era mais eficaz na prevenção de náuseas e vómitos pós-operatórios.

Liberman MA, Howe S et al (2000) estudaram a comparação entre ondansetron e placebo para a profilaxia de náuseas e vómitos em doentes submetidos a colecistectomia laparoscópica ambulatória, tendo a conclusão mostrado que o ondansetron na indução foi altamente eficaz na diminuição das náuseas e vómitos pós-operatórios e deve ser o padrão.

R Thomas e N Jones (2001), num estudo prospetivo, aleatório e duplamente cego, compararam a dexametasona, o ondansetron e o ondansetron mais a dexametasona para a profilaxia de náuseas e vómitos pós-operatórios (NVPO) em doentes submetidas a cirurgia ginecológica em regime de cuidados diários. Um total de 177 pacientes foi randomizado em três grupos de tratamento, dexametasona 8 mg, ondansetron 4 mg e dexametasona 8 mg mais ondansetron 4 mg. Observaram que houve uma diferença significativa entre os grupos nas primeiras 3 horas, quando a falha da profilaxia foi mais frequente nos doentes que receberam apenas dexametasona (p=0,0085; teste de probabilidade exacta de Fisher).

J.Y.B.So (2001) concluiu que o ondansetron não diminui significativamente a incidência de náuseas e vómitos pós-operatórios após colecistectomia laparoscópica.

Fujii (2001) estudou a profilaxia com granisetron oral para a prevenção de náuseas e vómitos pós-operatórios após colecistectomia laparoscópica e demonstrou que a incidência de doentes sem emese nas 24 horas após a anestesia foi de 60% no grupo de 1 mg, 80% no grupo de 2 mg e 83,5% no grupo de 4 mg de granisetron, em comparação com o placebo (53%). Concluiu-se que o granisetron pré-operatório em doses superiores a 2 mg é eficaz na prevenção de náuseas e vómitos pós-operatórios após colecistectomia laparoscópica.

Y.Fuji, em 2001, num estudo prospetivo aleatório que utilizou a profilaxia oral

com granisetron para a prevenção de náuseas e vómitos após colecistectomia laparoscópica em 120 doentes, concluiu que a incidência de doentes que não tiveram vómitos durante 24 horas foi de 83% com os doentes que utilizaram granisetron 2mg
(valor p 0,01) em comparação com o placebo. Não se registaram efeitos secundários importantes no grupo do granisetron.

Argiridou H, Papaziogus B et al (2002) estudaram a comparação entre o tropisetron e o ondansetron na prevenção de náuseas e vómitos pós-operatórios após colecistectomia laparoscópica, concluindo que o ondansetron pode ser mais eficaz no controlo da intensidade das náuseas durante as primeiras três horas, enquanto o tropisetron tem uma atividade mais longa, com maior impacto na frequência das náuseas às doze horas de pós-operatório.

Agarwal Anil, Bose N, Gaur A (2002) estudaram a acupressão e o ondansetron para a prevenção de náuseas e vómitos pós-operatórios após colecistectomia laparoscópica, concluindo que a acupressão no ponto P6 reduz significativamente a incidência de náuseas e vómitos pós-operatórios e a necessidade de medicação de emergência nas primeiras seis horas após a colecistectomia laparoscópica, o que é semelhante ao ondansetron 4 mg intravenoso.

Quaynoor H e Raeder JC (2002) estudaram a incidência e a gravidade das náuseas e dos vómitos pós-operatórios após a administração de 20 mg de metoclopramida e de 8 mg de ondansetrona no final da cirurgia, tendo os resultados demonstrado que não existe diferença significativa entre a incidência e a gravidade das náuseas e dos vómitos pós-operatórios e o tratamento de resgate. A incidência global de náuseas e vómitos no pós-operatório no grupo do ondansetron foi de 43% e no da metoclopramida foi de 47%, concluindo-se que a incidência e a gravidade das náuseas e vómitos no pós-operatório são semelhantes com a metoclopramida 20 mg e o ondansetron 8 mg.

Elhakim M, M Nafie, K Mahoud et al (2002), estudaram a dexametasona 8 mg em combinação com ondansetron 4 mg para a prevenção de náuseas e vómitos pós-operatórios (estudo de variação de dose) em doentes submetidos a colecistectomia laparoscópica num ensaio aleatório, em dupla ocultação e controlado por placebo.

Paventi et al (2002) estudaram a eficácia de uma dose única de ondansetron para as náuseas e vómitos pós-operatórios após colecistectomia laparoscópica com anestesia com sevoflurano e infusão de remifentanilo e concluíram que o ondansetron 8 mg é mais eficaz do que 4 mg. Uma dose única de ondansetron 8 mg é bem tolerada e diminui o número de episódios de náuseas e vómitos após a cirurgia.

Bhatacharya e Banerjee (2003) estudaram a comparação entre o ondansetron e o granisetron para a prevenção de náuseas e vómitos após uma laparoscopia ginecológica em regime de cuidados diários. Os resultados mostraram que foram registados episódios eméticos no período pós-operatório precoce (primeiras seis horas), tendo sido observados episódios eméticos em 7% das doentes que receberam granisetron intravenoso, em 20% das doentes que receberam ondansetron e em 50% do grupo placebo. A conclusão mostrou que foram observados episódios eméticos máximos no período pós-operatório precoce nos doentes que receberam granisetron em comparação com os que receberam ondansetron e placebo.

Jun Tang, Chen X, Paul F White et al (2003), num estudo aleatório, duplamente cego e controlado por placebo, avaliaram a eficácia do ondansetron e do dolasetron quando administrados em combinação com droperidol e dexametasona para a profilaxia antiemética de rotina contra náuseas e vómitos pós-operatórios no contexto de cirurgia em consultório, e concluíram que a adição de dolasetron (12,5 mg) ou de ondansetron (4 mg) não melhorou a eficácia antiemética do droperidol (0,625 mg intravenoso) e da dexametasona (4 mg intravenosa).5 mg) ou ondansetron (4 mg) não conseguiu melhorar a eficácia antiemética do droperidol (0,625 mg intravenoso) e da dexametasona (4 mg intravenoso) quando foram utilizados para profilaxia de rotina em ambiente de consultório.

Biswas BN, Rudra A, Mandal SK (2003), compararam ondansetron, dexametasona, ondansetron mais dexametasona e placebo na prevenção de náuseas e vómitos após ligadura tubária laparoscópica em 160 mulheres ASA I - II, que receberam um de quatro regimes; ondansetron 4 mg, dexametasona 8 mg, ondansetron 4 mg mais dexametasona 8 mg ou placebo (n=40 cada) por via intravenosa imediatamente antes da indução da anestesia. A incidência de episódios eméticos no grupo de combinação foi menor do que nos grupos placebo ($p<0,001$) e ondansetron ($p=0,091$) e dexametasona ($p = 0,143$). Obteve-se uma resposta completa em 60% dos doentes que receberam ondansetrom, 63% dos doentes que receberam dexametasona, 78% dos doentes que receberam ondansetrom com dexametasona e 37% dos doentes que receberam placebo. Concluíram que a utilização profilática de ondansetron com dexametasona é mais eficaz na prevenção de náuseas e vómitos pós-operatórios.

Biswas e Rudra et al (2003) estudaram a eficácia do granisetron isolado e do granisetron com a combinação de dexametasona. Os resultados mostraram que os medicamentos combinados são muito mais eficazes do que os medicamentos isolados na prevenção de náuseas e vómitos pós-operatórios na colecistectomia laparoscópica.

Bhattacharya e Banerjee (2003) estudaram a comparação entre o ondansetron e o granisetron para a prevenção de náuseas e vómitos após uma laparoscopia ginecológica em regime de cuidados diários. Os resultados mostraram que foram registados episódios de emese no período pós-operatório precoce (primeiras 6 horas) e que foram observados episódios de emese em 7% dos doentes que receberam granisetron intravenoso, em 20% dos doentes que receberam ondansetron e em 50% dos doentes que receberam placebo. Concluiu-se que foram observados episódios eméticos mínimos no período pós-operatório precoce nos doentes que receberam granisetron em comparação com os que receberam ondansetron e placebo.

Y.Fuji e H.Tanaka (2004) demonstraram que a dose mínima de granisetron na prevenção de náuseas e vómitos pós-operatórios após colecistectomia laparoscópica é de 20 mcg/Kg e que doses superiores a 80 mcg/Kg não proporcionam benefícios adicionais.

K.Hanouk (2004) avaliou que os doentes que não tiveram vómitos no grupo do granisetron eram mais elevados (88%) do que no grupo do placebo (57,9), com um valor de p de 0,001, em doentes submetidos a colecistectomia.

Paul F. White (2006) concluiu no seu estudo que 1 mg de Granisetron por via oral era igualmente eficaz do que 4 mg de ondansetron i/v na prevenção de náuseas e vómitos pós-operatórios após colecistectomia laparoscópica.

John D Breidges, Cindy B Nettle (2006) concluíram que os doentes a quem foi administrada uma dose baixa de granisetron tiveram as mesmas taxas de náuseas e vómitos pós-operatórios em comparação com os doentes que receberam ondansetron e dolasetron.

Brij Bihari Khushawa e Arpan Chakraboty (2007) referiram que a incidência de náuseas e vómitos pós-operatórios foi maior no grupo do ondansetron (28%) do que no grupo do granisetron (16%) em doentes submetidos a cirurgia do ouvido médio.

OBJECTIVOS E METAS

Avaliar os efeitos antieméticos do Granisetron e do Ondansetron utilizados isoladamente, na prevenção de náuseas e vómitos pós-operatórios, após colecistectomia laparoscópica em mulheres.

Comparar a eficácia do Granisetron em relação ao Ondansetron na prevenção de náuseas e vómitos pós-operatórios após colecistectomia laparoscópica em mulheres.

MATERIAL E MÉTODOS

Este ensaio prospetivo, aleatório e em dupla ocultação foi realizado no Departamento de Anestesiologia e Medicina de Cuidados Críticos do Sher-i-Kashmir Institute of Medical Sciences, Srinagar, de maio de 2005 a junho de 2007.

Depois de obter o consentimento informado e a aprovação do comité de ética local, o estudo foi realizado em 100 mulheres, com idades compreendidas entre os 15 e os 60 anos, pertencentes à classe ASA I, submetidas a colecistectomia laparoscópica sob anestesia geral. Na área de espera pré-operatória, os doentes foram distribuídos aleatoriamente por dois grupos de 50 doentes cada e receberam os medicamentos do estudo preparados por uma única pessoa em seringas idênticas de 5 ml, tendo todos os medicamentos do estudo sido diluídos até 5 ml em solução salina a 0,9%, de modo a garantir a cegueira.

Grupo X: Os doentes receberam 0,1 mg/Kg de Ondansetron diluído para 5 ml em solução salina a 0,9% (grupo Ondansetron).

Grupo Y: Os doentes receberam 0,04 mg/Kg de Granisetron diluído para 5 ml em solução salina a 0,9% (grupo Granisetron).

Os seguintes doentes foram excluídos do estudo:

Doentes com historial de enjoo, enxaqueca ou quaisquer outros problemas neurológicos.

Doentes com história de náuseas e vómitos pós-operatórios durante uma cirurgia anterior.

Doentes que receberam antieméticos 48 horas antes da cirurgia. Mulheres grávidas/lactantes.

Todos os doentes selecionados para o estudo foram admitidos pelo menos 24 horas antes da cirurgia, foram avaliados clinicamente, avaliados e investigados antes da anestesia e da cirurgia, de acordo com o pró-forma (Anexo - I). Não foi administrada pré-medicação a nenhum dos doentes selecionados para o estudo.

Na sala de operações, após o estabelecimento de uma linha intravenosa, a medicação do estudo foi administrada um minuto antes da indução da anestesia, a identidade da medicação administrada foi ocultada ao anestesista durante todo o estudo que observou os doentes no pós-operatório. Para minimizar a interferência na interpretação dos dados do estudo, os factores de risco de náuseas e vómitos pós-operatórios, como o sexo feminino, o longo período de insuflação de O2, a cirurgia da vesícula biliar e a técnica anestésica, foram controlados no desenho do estudo.

A sequência anestésica foi padronizada. Todos os pacientes receberam morfina (0,1 mg/Kg) como analgésico antes da indução. A anestesia foi induzida com 5 mg/Kg de peso corporal de tiopentona sódica a 2,5%. A intubação traqueal foi facilitada com suxametónio 2 mg/Kg de peso corporal IV. A anestesia foi mantida com 66% de óxido nitroso em oxigénio e um relaxante muscular não despolarizante besilato de Atracúrio na dose de 0,5 mg/Kg de peso corporal suplementado com 0,5 - 1% de halotano como agente anestésico volátil. A dose de reforço foi 1/4 da dose inicial utilizada. Após a intubação traqueal, foi colocada uma sonda nasogástrica para promover o esvaziamento basal do estômago do ar e do conteúdo gástrico, que foi removida no final da cirurgia antes da extubação traqueal. Foi utilizada ventilação com pressão positiva intermitente, controlada mecanicamente.

Durante a cirurgia, os doentes foram posicionados na posição de Trendlenburg invertida com o lado direito da mesa elevado. O abdómen foi insuflado com dióxido de carbono, para uma pressão intra-abdominal de 10 - 14 mmHg. A monitorização intra-operatória incluiu ECG, oximetria de pulso, pressão arterial sistólica, diastólica e média, que foram registadas a cada 3 minutos. Cetorolaco 0,5mg/Kg i/m será administrado no final da cirurgia. A duração da anestesia, da cirurgia e da insuflação de CO2 também foi registada em cada doente, de acordo com o proforma (Anexo - II).

No final da cirurgia, foram administrados Glicopirrólio 5 mcg/Kg e Neostigmina 2,5 mg IV para antagonismo do bloqueio neuromuscular e a traqueia foi extubada.

Após a cirurgia, os doentes foram observados durante um período de 24 horas pelo mesmo anestesista. Ao longo do estudo de 24 horas, os sinais vitais, tais como a pressão arterial, a frequência cardíaca e a frequência ventilatória, foram monitorizados de 6 em 6 horas, exceto durante o sono, de acordo com o pró-forma.

A incidência de náuseas e vómitos foi registada de 6 em 6 horas durante um período de 24 horas, exceto durante o sono, através de perguntas diretas aos doentes/ou aos seus acompanhantes pelo mesmo anestesista. Não foi feita qualquer distinção entre vómitos e ânsia de vómito (a ânsia de vómito foi considerada como um evento de vómito). As náuseas e os vómitos foram avaliados numa escala de três pontos (Gan e Alexander 1995), de acordo com o formulário (Anexo II).

0 = nenhum

1 = náuseas

2 = vómitos

Foi administrada medicação antiemética de resgate sob a forma de injeção de Ondansetron 0,1 mg/Kg de peso corporal, repetida:

Se os doentes tiverem náuseas graves.

Se se registarem mais de 3 episódios de emese num período de 15 minutos.

Se o doente o pedir.

A intensidade da dor foi avaliada utilizando uma escala visual analógica de 10 cm (EVA 0= sem dor, 10= dor mais intensa). A intensidade da dor foi classificada em 3 categorias para facilitar a análise estatística.

Grave se a pontuação VAS for 7, Moderada se a pontuação VAS for 3-7, Ligeira (leve) - se a pontuação VAS for < 3.

A dor foi medida em intervalos de hora a hora durante as primeiras quatro horas após a cirurgia (uma vez que a dor pós-operatória é grave durante as primeiras quatro horas após a colecistectomia laparoscópica) e também às 24 horas. A necessidade de analgesia também foi medida (Anexo II).

Os dados assim recolhidos foram avaliados e analisados estatisticamente.

OBSERVAÇÕES

A avaliação comparativa dos efeitos antieméticos do ondansetron e do granisetron foi efectuada neste estudo duplamente cego em 100 doentes do sexo feminino com idades compreendidas entre os 15 e os 60 anos, pertencentes ao estado físico I da ASA, submetidas a colecistectomia laparoscópica sob anestesia geral. Os doentes foram distribuídos aleatoriamente por 2 grupos de 50 doentes cada e receberam ondansetron 0,1 mg/Kg ou granisetron 0,04 mg/Kg. Os medicamentos do estudo foram diluídos para 5 ml com solução salina normal e administrados um minuto antes da indução da anestesia. Para garantir a cegueira, a identidade do fármaco não foi revelada ao anestesista até ao final do estudo. A interpretação dos sintomas de náuseas e vómitos foi feita de acordo com a escala de Gan & Alexander (0-2). Os dados foram analisados de 6 em 6 horas até às 24 horas de pós-operatório

As observações foram efectuadas em dois grupos de 50 pacientes cada: -

Grupo X - Grupo do Ondansetron

Grupo Y - Grupo do granisetrom

Os parâmetros seguintes foram registados e avaliados estatisticamente utilizando o teste F de *Student*, o teste U de Mann-Whitney, o teste do Qui-quadrado e o teste de Kruskal- Wells.

Idade

Peso

Duração da anestesia (minutos)

Duração da cirurgia (minutos)

Duração da insuflação de CO_2 (minutos)

Pontuações de NVPO às 6, 12, 18, 24 horas Resgate da medicação antiemética utilizada

Incidência de náuseas e vómitos nas 0-6, 6-12, 12-18 e 18-24 horas.

Foram feitas as seguintes observações: -

Tabela 1: Distribuição da idade (anos) dos doentes nos dois grupos

A idade dos doentes no grupo X (grupo do Ondansetron) variou entre 15 e 58 anos, com uma média de 32,5 ± 11,5, enquanto no grupo Y (grupo do Granisetron) variou entre 15 e 50 anos, com uma média de 29,3 ± 10,2.

Não foi observada uma variação estatisticamente significativa na idade do doente entre os dois grupos (valor de p 0,134).

Groups	No. of cases	Age (years)		t value	P value	Remark
		Range	Mean ± SD			
X	50	15-58	32.5 ± 11.5	**1.5**	**0.1**	**NS**
Y	50	15-50	29.3 ± 10.2	0.9	3.4	NS

NS: NÃO SIGNIFICATIVO

Tabela 2: Peso (Kgs) dos doentes nos dois grupos

O peso médio do doente em ambos os grupos X e Y foi comparável e a discrepância no peso médio entre os dois grupos foi estatisticamente insignificante (p-valor 0,754).

Groups	No. of cases	Age (years)		t value	P value	Remark
		Range	Mean ± SD			
	50	40-78	55.2 ± 8.4			
	50	39-82	54.6 ±9.4	0.315	0.754	NS

NS = Não significativo

Tabela 3: Duração da anestesia (minutos) nos dois grupos (Média±S.D.)

A média da duração da anestesia no grupo X (Ondansetron) foi de 68 ± 8,8 minutos e no grupo Y (Granisetron) foi de 70,4 ± 10,8 minutos, respetivamente. A variação na duração da anestesia entre os dois grupos foi estatisticamente insignificante (valor de p 0,22).

Groups	No. of cases	Duration of anaesthesia in min		t value	P value	Remark
		Range	Mean ± SD			
X	50	48-95	68 ± 8.8	1.235	0.22	NS
Y	50	45-95	70.4 ± 10.10			

NS = Não significativo

Tabela 4: Duração da cirurgia (minutos) nos dois grupos (Média ± S.D.)

O tempo cirúrgico médio no grupo X (Ondansetron) foi de 61,52 ± 8,4, enquanto a duração da cirurgia no grupo Y (Granisetron) foi de 63,98 ± 11,2. A variação na duração do procedimento cirúrgico entre os dois grupos foi estatisticamente significativa

Group	No. of cases	Duration of surgery in min		t value	P value	Remark
		Range	Mean ± SD			
X	50	44-88	61.5 ± 8.4	1.241	0.217	NS
Y	50	40-90	63.9 ± 11.2			

NS = Não significativo

Tabela 5: Duração da insuflação de dióxido de carbono (minutos) entre os dois grupos (Média ± S.D.)

A duração média da insuflação de CO2 no grupo X (Ondansetron) foi de 56,74 ± 8,1 minutos, enquanto a insuflação no grupo Y (Granisetron) durou 59,3 ± 10,79 minutos. A variação na duração da insuflação de CO2 entre os dois grupos foi estatisticamente insignificante (valor de p 0,18)

Groups	No. of cases	Duration of surgery in min		t value	P value	Remark
		Range	Mean + SD			
X	50	38-85	56.74 ± 8.1	1.343	0.18	NS
Y	50	38-85	59.3 ± 10.7			

NS = Não significativo

Tabela 6: Pontuação de NVPO em diferentes intervalos de tempo no grupo X (Ondansetron)

No grupo X (Ondansetron), foi observada uma resposta completa (Pontuação 0 para NVPO) em 34 (68%) durante as 0-6 horas do estudo. Durante os intervalos de estudo posteriores, observou-se uma resposta menor, com o score 0 presente apenas em 24 doentes (48%) às 24 horas de pós-operatório. Da mesma forma, durante o estudo de 0-6 horas, 11 doentes (22%) tiveram náuseas (Pontuação 1 de NVPO), enquanto 5 (10%) tiveram vómitos (Pontuação 2 de NVPO), mostrando uma incidência global de episódios eméticos em 16 (32%) doentes. A incidência de episódio emético aumentou ainda mais durante os intervalos de estudo seguintes e era de 52% às 24 horas de pós-operatório.

Table 7: PONV Score at different time intervals in group Y

PONV Score	Time interval			
	0 - 6 hours No. (%)	**6- 12 hours No. (%)**	**12 - 18 hours No. (%)**	**18 - 24 hours No. (%)**
0 (no nausea / vomiting)	34 (68)	34 (68)	25 50)	24 (48)
1 (Nausea)	11(22)	10 (20)	23 (46)	20 (40)
2 (Vomiting)	5 (10)	6 (12)	2 (4)	8 (16)
Emetic episode	16 (32)	16 (32)	25 (50)	28 (56)

Granisetrom

No grupo Y (Granisetron), observou-se uma resposta completa (Pontuação 0 de NVPO) em 41 (82%) doentes durante as 0-6 horas do estudo. Durante os intervalos de estudo posteriores, a resposta permaneceu mais ou menos a mesma e, às 24 horas, verificou-se um Score 0 de NVPO em 40 (80%) doentes.A incidência global de episódios eméticos durante 0-6 horas foi de 18%, com náuseas (PONV Score 1) em 7 (14%) doentes e vómitos (PONV Score 2) em 2 (4%) doentes.

Às 24 horas, a incidência de resposta emética foi de 20%, com 7 (14%) doentes com náuseas (PONV Score 1) e 3 (6%) doentes com vómitos PONV Score 2.

Table 7. PONV Score	Time Interval 0 - 6 hours No. (%)	6- 12 hours No. (%)	12 - 18 hours No. (%)	18 - 24 hours No. (%)
0 (no nausea / vomiting)	41 (82)	43 (86)	41 (82)	40 (80)
1 (Nausea)	7(14)	3 (6)	6 (12)	7 (14)
2 (Vomiting)	2 (4)	4 (8)	3 (6)	3 (6)
Emetic episode	9 (18)	7 (14)	9 (18)	10 (20)

Tabela 8: Comparação da incidência de náuseas e vómitos entre os grupos Ondansetron e Granisetron

Durante as 0-6 horas após a anestesia, 16 (32%) doentes no grupo do ondansetron e 9 (18%) doentes no grupo do granisetron relataram um episódio emético, com uma variação insignificante entre os dois grupos (p-valor 0,098).

Às 6-12 horas após a anestesia, 16 (32%) dos doentes no grupo do ondansetron relataram um episódio de emese, enquanto 7 (14%) doentes no grupo do granisetron relataram um episódio de emese, com uma ligeira variação significativa (p-valor 0,045).

Às 12-18 horas, 25 (50%) doentes relataram um episódio de emese no grupo do ondansetron, ao passo que apenas 9 (18%) doentes no grupo do granisetron relataram o mesmo, o que constitui uma variação significativa entre os dois grupos (p-valor= 0,002).

Às 18-24 horas, foram registados episódios de emese por 26 (52%) doentes no grupo do ondansetron, enquanto que a sequela de emese foi registada apenas em 10 (20%) doentes no grupo do granisetron (p-valor 0,001).

Table 8: Comparison of Post-Operative Nausea and Vomiting in Ondansetron and Granisetron					
Time of Onset		**Ondansetron**	**Granisetron**	**p value**	**Conclusion**
		n	n		
0-6 hr	Normal	34	41	0.098	NS
	Nausea	11	7		
	Vomiting	5	2		
6-12 hr	Normal	34	43	0.045	S
	Nausea	10	3		
	Vomiting	6	4		
12-18 hr	Normal	25	41	0.002	HS
	Nausea	23	6		
	Vomiting	2	3		
18-24 hr	Normal	24	40	0.001	HS
	Nausea	20	7		
	Vomiting	6	3		

NS= Não significativo S= Significativo HS= Altamente significativo

Tabela 9: Pontuação da EVA em várias fases nos dois grupos. (média ± DP).

VAS score (Time)	Group X	Group Y	P value	Remarks
I hour	3.40± .89	3.77 ± 2.16	0.245	NS
2 hours	3.37± .19	3.77 ± 1.17	0.269	NS
3 hours	3.63± .85	3.57 ± 0.68	0.227	NS
4 hours	30.03±.93	2.90 ± 0.61	0.135	NS
24 hours	2.33± .61	2.27 ± 0.45	0.582	NS

Uma hora após a cirurgia, a média das pontuações visuais analógicas (EVA) nos grupos X e Y era de 3,40 ± 1,89 e 3,77 ± 2,16, respetivamente, ao passo que, duas horas depois, essas pontuações eram de 3,37 ± 1,19 e 3,77 ± 1,17, respetivamente. As pontuações da EVA entre os dois grupos, a 1 e 2 horas, não foram estatisticamente significativas (p = 0,245 e 0,269, respetivamente). Às 3 horas, as pontuações da EVA foram de 3,63 ± 0,85, 3,57 ± 0,68, respetivamente nos grupos X e Y, enquanto às 4 horas estas pontuações foram de 30,03 ± 0,93, 2,90 ± 0,61, respetivamente nos dois grupos. A variação das pontuações da EVA às 3 e 4 horas foi novamente considerada estatisticamente insignificante, com valores de p de 0,227 e 0,135, respetivamente. Do mesmo modo, às 24 horas, as pontuações da EVA nos grupos I e II eram de 2,33 ± 0,61 e 2,27 ± 0,45, respetivamente, com uma variação estatisticamente insignificante entre os grupos (P = 0,582). Embora as pontuações da dor nos 2 grupos em todos os momentos não diferissem significativamente, a intensidade da dor foi considerada ligeira a moderada nos grupos 1 e 4 horas após a operação (pontuação EVA <3 e 3 - 7), moderada 2 e 3 horas (pontuação EVA 3 - 7) e ligeira após 24 horas de operação (pontuação <3). Nenhum doente sentiu dor intensa (pontuação >7) em qualquer fase do tempo em nenhum dos grupos.

Tabela 10: Comparação dos antieméticos de resgate utilizados nos dois grupos Durante o período de estudo de 0-24 horas.

15 (30%) pacientes no grupo X (grupo Ondansetron) e 2 (4%) pacientes no grupo Y (grupo Granisetron) necessitaram de medicação antiemética de resgate durante o período de estudo de 24 horas. A diferença entre os dois grupos foi considerada estatisticamente muito significativa (valor de P < 0,001) com o valor de Qui-quadrado 11,977.

Groups	Rescue Anti-emetics Used No. (%)	Not used No. (%)	$^{2}{}_{3}$df	P value	Remark
X	15 (30%)	35 (70 %)	11.977	<0.001	HS
Y	2 (4%)	48 (96 %)			

Discussão

As náuseas e os vómitos pós-operatórios continuam a ser um problema clínico desagradável e persistente nos doentes cirúrgicos após a anestesia. Passou um século e meio desde que a primeira anestesia foi administrada e, apesar dos notáveis avanços nesta especialidade e do desenvolvimento de novos anestésicos, a incidência de náuseas e vómitos pós-operatórios tem sido inaceitavelmente elevada (Matson A Palazzom M:1995 e Holst D, Benad HM e Freitag B;2001). Após colecistectomia laparoscópica, a sua incidência tem sido relatada como sendo de 40-70% (Collins KM, Plantevin DM, PW Dochetry 1984).

Tendo em mente a ideia de segurança e conforto, é de esperar que sejam feitos esforços para reduzir as probabilidades de vómitos associados à anestesia e à cirurgia; por conseguinte, foram aplicadas muitas medidas não específicas e terapêuticas para prevenir a doença durante e após a operação.

Foram realizados vários estudos para conhecer o mecanismo e as causas das náuseas e dos vómitos pós-operatórios e para descobrir a estratégia anestésica segura e satisfatória para evitar a emese. O problema é de origem multifatorial, incluindo as caraterísticas do doente, a natureza da doença subjacente, o tipo de cirurgia, bem como os agentes anestésicos e os cuidados pós-operatórios. Os principais factores relacionados com o doente são a idade, o sexo, a história de enjoo, náuseas e vómitos anteriores e a gravidez. A incidência no sexo feminino é muito elevada (Burtles P e Peckett BW 1957), especialmente em anestesia para dilatação e curetagem (Morrison JD, Hill GB, Dundee JW; 1968)

As mulheres são mais sensíveis a todos os estímulos eméticos. O mecanismo das náuseas e vómitos pós-operatórios nas mulheres é então complicado pelo estado hormonal prevalecente. Por conseguinte, a incidência de episódios eméticos é quatro vezes mais elevada no grupo etário menstrual do que no grupo pós-menopausa (Lindbald T, Bucklers DN, Forrest JB; 1991), uma vez que a alteração do ambiente endócrino sensibiliza o mecanismo emético do tronco cerebral para a ação de outros estímulos eméticos.

Os vómitos persistentes podem provocar perturbações nos electrólitos, atraso na cicatrização da ferida, deiscência da ferida e aspiração do vómito, o que pode constituir um risco de vida. O regresso ao status quo fisiológico também pode ser retardado.

O complexo ato de vomitar envolve a coordenação da musculatura respiratória, gastrointestinal e abdominal e é controlado pelo centro emético. Quatro grandes sistemas de neurotransmissores parecem desempenhar um papel importante na mediação da resposta emética, nomeadamente os receptores dopaminérgicos, histaminérgicos, colinérgicos, muscarínicos e 5HT3.

Existem numerosos fármacos antieméticos disponíveis no mercado com diferentes mecanismos de ação e locais-alvo, com potência e perfis farmacocinéticos variáveis. As classes de fármacos habitualmente utilizadas são os procinéticos, os antagonistas dopaminérgicos, os antagonistas 5HT3, as butirofenonas, os anticolinérgicos, as fenotiazinas, os anti-histamínicos, as benzamidas e os esteróides. A maioria dos antieméticos é conhecida por causar sonolência e efeitos secundários extrapiramidais. Embora os riscos associados a uma dose única de um antiemético sejam pequenos, quando comparados com os riscos e os inconvenientes dos vómitos, estão sempre a ser envidados esforços para desenvolver medicamentos que possam ser utilizados com segurança como antieméticos sem terem efeitos secundários indesejáveis, especialmente no sistema cardiovascular e respiratório. Como resultado desta procura contínua de melhores antieméticos, foram introduzidos os antagonistas dos receptores $5HT_3$, que têm uma grande margem de segurança.

A introdução dos antagonistas dos receptores $5HT_3$ em 1990 foi anunciada como um grande avanço no tratamento de náuseas e vómitos pós-operatórios, devido à ausência de efeitos adversos observados com os antieméticos tradicionais habitualmente utilizados. Os antagonistas dos receptores $5HT_3$ não produzem sedação, efeitos secundários extrapiramidais, efeitos adversos nos sinais vitais ou testes laboratoriais ou interações medicamentosas com outros medicamentos anestésicos. Os actuais antagonistas dos receptores 5HT3 incluem o ondansetron, o granisetron, o topisetron e o dolasetron. O ondansetron e o granisetron estão disponíveis na Índia. Todo o antagonista do recetor 5HT3 tem a mesma espinha dorsal do anel duplo de azoto para a sua estrutura química. Este pode ser o local químico de ação do antagonista do recetor 5HT3 sobre a serotonina (que tem uma estrutura baseada em seis e cinco anéis de azoto). Os antagonistas dos receptores 5HT3 são utilizados por rotina hoje em dia para prevenir náuseas e vómitos pós-operatórios após cirurgias laparoscópicas ambulatórias. Este estudo prospetivo, randomizado e duplo-cego, foi conduzido no Departamento de Anestesiologia e Medicina Intensiva do Instituto de Ciências Médicas Sher-i-Kashmir, Srinagar, de maio de 2005 a junho de 2007.

Depois de obter o consentimento informado e a aprovação do comité de ética local, o estudo foi realizado em 100 mulheres, com idades compreendidas entre os 18 e os 55 anos, pertencentes à classe ASA I, submetidas a colecistectomia laparoscópica sob anestesia geral. Dois grupos de 50 doentes cada, que receberam os medicamentos do estudo preparados por uma única pessoa em seringas idênticas de 5 ml e todos os medicamentos do estudo foram diluídos até 4 ml em solução salina a 0,9%, de modo a garantir a cegueira.

Grupo X: Os doentes receberam 0,1 mg/Kg de Ondansetron diluído para 4 ml em solução salina a 0,9% (grupo Ondansetron).

Grupo Y: Os doentes receberam 0,04 mg/Kg de Granisetron diluído para 4 ml em solução salina a 0,9% (grupo Granisetron).

No pós-operatório, os doentes foram observados durante um período de 24 horas e os seguintes parâmetros foram registados e avaliados estatisticamente utilizando o teste t de Student, o teste U de Mann-Whitney, o teste do Qui-Quadrado e o teste de Kruskal-Wells.

(1) Idade

(2) Peso

(3) Duração da anestesia (minutos)

(4) Duração da cirurgia (minutos)

(5) Duração da insuflação de CO_2 (minutos)

(6) Pontuação da dor VAS em 1, 2, 3, 4 e 24 horas.

(7) Pontuação de NVPO às 6, 12, 18, 24 horas

(8) Medicação antiemética de resgate utilizada

(9) Incidência de náuseas e vómitos nas 0-6, 6-12, 12-18 e 18-24 horas

Idade, peso e estado físico ASA:

A idade, em anos, e o peso corporal, em quilogramas, dos doentes de ambos os grupos eram comparáveis. Ambos os grupos tinham um número comparável de doentes pertencentes ao estado ASA I com uma variação estatisticamente insignificante (P > 0,05)

Duração da anestesia e da cirurgia:

A duração média da anestesia nos grupos X e Y foi de 68 ± 8,8 minutos e 70,4 ±10,8 minutos, respetivamente. (valor de $p > 0,05$).

Do mesmo modo, a duração média da cirurgia foi de 61,5 ± 8,4 minutos e 63,98 ±11,2 minutos, respetivamente, nos grupos X e Y (valor de $p > 0,05$).

Duração da insuflação de CO2:

A duração média da insuflação de CO2 foi de 56,7 ± 8,1 minutos e 59,3 ± 10,7 minutos nos grupos X e Y, respetivamente, com uma diferença estatística insignificante ($P > 0,05$).

Náuseas e vómitos pós-operatórios (NVPO)

Verificámos que, durante o período de 24 horas após a cirurgia, foi observada uma resposta completa (ausência de náuseas e vómitos) em 80% dos doentes do grupo Y (grupo Granisetron), em comparação com 48% dos doentes do grupo X (grupo Ondansetron). Foi observada uma diferença estatisticamente significativa quando os dois grupos foram comparados entre si (valor de $P < 0,01$)

Medicação anti-emética de resgate utilizada:

15 (30%) pacientes no grupo X (grupo Ondansetron) e 2 (4%) pacientes no grupo Y (grupo Granisetron) necessitaram de medicação antiemética de resgate durante o período de estudo de 24 horas. A diferença entre os dois grupos foi considerada estatisticamente muito significativa (valor de $P < 0,001$) com o valor do qui-quadrado 11,977.

Incidência de NVPO

No nosso estudo, verificámos que, durante as 0-6 horas após a cirurgia, 16 (32% dos doentes) do grupo X, em comparação com 9 (18%) doentes do grupo Y, tiveram um episódio de emese. Durante 6-12 horas, 16 (32%)

pacientes no grupo X e 7 (14%) pacientes no grupo Y tiveram um episódio emético.

Do mesmo modo, durante 12-18 horas, os doentes do grupo X registaram um episódio emético em 25 (50%), e 9 (18%) doentes do grupo Y registaram um episódio.

Às 18-24 horas, 26 (52%) doentes pertencentes ao grupo X registaram um episódio de emese, enquanto os doentes pertencentes ao grupo Y registaram um episódio de emese em 10 (20%) doentes.

A diferença na incidência de náuseas e vómitos entre os dois grupos nas 0-6 horas não foi estatisticamente significativa (valor de p 0,098)

Às 6-12 horas, a diferença na incidência de náuseas e vómitos foi ligeiramente significativa (valor de p 0,045)

No intervalo de 12-18 horas, a diferença na incidência de náuseas e vómitos aumentou e mostrou uma diferença estatisticamente significativa (valor de p 0,002).

Finalmente, às 18-24 horas, a diferença na incidência de náuseas e vómitos entre os dois grupos foi estatisticamente muito significativa (valor de p 0,001).

Os nossos resultados estão de acordo com o estudo de Y. Fuji 2001, que concluiu que a incidência de doentes sem emese às 24 horas era de 83% em doentes submetidos a colecistectomia laparoscópica.

Os nossos resultados também são comparáveis aos do estudo de K. Hanouk 2006, que concluiu que os doentes pertencentes ao grupo do granisetron tinham uma incidência sem emese de 88% após colecistectomia laparoscópica.

Os nossos resultados são contraditórios com o estudo realizado por Paul F White 2006, que concluiu que os doentes que receberam 1 mg de granisetron foram igualmente eficazes do que os doentes que receberam 4 mg de ondansetron para a prevenção de náuseas e vómitos pós-operatórios após colecistectomia laparoscópica.

Os nossos resultados são também comparáveis aos do estudo de A J Wilson 2005, que concluiu que o Granisetron diminui eficazmente a emese em 77% dos doentes nas 0-6 horas e em 62% dos doentes nas 24 horas em doentes submetidos a cirurgia abdominal.

Os nossos resultados estão em congruência com o estudo de B.B.Kushwaha e A.Chakraborty 2007, que concluíram que a incidência de NVPO foi máxima nas primeiras 6 horas, mas o granisetron mostrou maior incidência durante 12-18 horas, enquanto o ondansetron mostrou maior incidência durante o período pós-operatório tardio.

Y.Fujii et.al 2001 relataram que a dose eficaz de granisetron oral para a profilaxia da prevenção de náuseas e vómitos pós-operatórios após colecistectomia laparoscópica, a incidência de período livre de emese foi de 60% com granisetron 1mg, 83% com 2mg e 83% com dose de granisetron 4mg ($p < 0{,}01$) em comparação com placebo 53%. A dose pré-operatória de granisetron oral superior a 2 mg foi eficaz na prevenção de náuseas e vómitos pós-operatórios após colecistectomia laparoscópica. É comparável com o nosso estudo em que a eficácia foi de 80% com granisetron utilizando uma dose de 0,04 mg/Kg.

R.Janknegt et al 1999 e Robert K Stoelting referiram no seu estudo que o ondansetron tem uma semi-vida mais curta de 3 horas, enquanto o granisetron tem uma semi-vida de 8-9 horas: uma dose intravenosa de 0,04mg/Kg é eficaz na prevenção do vómito induzido pela quimioterapia. Uma dose semelhante foi descrita como eficaz para prevenir náuseas e vómitos pós-operatórios. No nosso estudo, utilizámos uma dose semelhante de granisetron (0,04 mg/Kg).

Mikawa K etal 1995 referiram que a semi-vida de eliminação do granisetron é de 9 horas, ou seja, 2,5 horas mais longa do que a do ondansetron, pelo que requer uma dosagem menos frequente, o que está de acordo com o nosso estudo, como demonstrado pela utilização de mais antieméticos de resgate no grupo do ondansetron em comparação com o grupo do granisetron.

RESUMO

O presente estudo foi um estudo prospetivo e aleatório, realizado para avaliar a eficácia antiemética do ondansetron e do granisetron quando utilizados isoladamente na prevenção de náuseas e vómitos pós-operatórios em doentes submetidos a colecistectomia laparoscópica. 100 doentes do sexo feminino, ASA I, com idades compreendidas entre os 15 e os 60 anos, foram divididas em dois grupos de 50 doentes cada e receberam um dos dois regimes de medicamentos do estudo diluído em 5 ml de soro fisiológico. O grupo X recebeu 0,1 mg/Kg de Ondansetron (grupo Ondansetron) e o grupo Y recebeu 0,04mg/Kg de Granisetron (grupo Granisetron). Os medicamentos do estudo foram administrados um minuto antes da indução da anestesia. Foram efectuadas as seguintes observações:

Não houve diferença estatisticamente significativa ($p > 0,05$) entre os grupos no que diz respeito à idade, peso, duração da anestesia e da cirurgia, duração da insuflação de CO_2 e pontuações de dor VAS.

Foi observada uma resposta completa (ausência de náuseas e vómitos) em 48% dos doentes do grupo do Ondansetron em comparação com 80% do grupo do Granisetron no final do período de estudo de 24 horas. A diferença foi estatisticamente muito significativa (valor de $p < 0,001$).

No período de estudo de 0-6 horas, a incidência de episódios de emese no grupo do Granisetron foi de 18%, enquanto que no grupo do Ondansetron 32% dos doentes registaram um episódio de emese. A diferença foi estatisticamente insignificante (valor de p 0,098).

No grupo de estudo das 6-12 horas, a incidência de um episódio emético foi de 14% no grupo do Granisetron e de 32% no grupo do Ondansetron. A diferença foi estatisticamente pouco significativa (valor de p 0,045)

No grupo de estudo das 12-18 horas, houve um aumento acentuado no relato de episódios eméticos; no grupo do Ondansetron, 46% dos doentes relataram náuseas e 4% vómitos (episódio emético 50%); enquanto 12% dos doentes no grupo do Granisetron relataram náuseas e 6% vómitos (episódio emético 18%).

15 (30%) pacientes no grupo X (grupo Ondansetron) e 2 (4%) pacientes no grupo Y (grupo Granisetron) necessitaram de medicação antiemética de resgate durante o período de estudo de 24 horas. A diferença entre os dois grupos foi considerada estatisticamente muito significativa (valor de $P < 0{,}001$)

CONCLUSÃO

O Granisetron (0,04 mg/Kg) administrado profilaticamente um minuto antes do início da anestesia resulta numa redução estatisticamente significativa da incidência de náuseas e vómitos quando comparado com o Ondansetron (0,1 mg/Kg); o Granisetron tem uma duração de ação prolongada. A diferença entre os dois grupos tornou-se mais evidente durante a última parte do período de estudo.

O granisetron é superior ao ondansetron na eficácia prolongada na prevenção de náuseas e vómitos pós-operatórios.

BIBLIOGRAFIA

A B Ahmed, GJ Hobbs e JP Curren Ensaio aleatório controlado por placebo de profilaxia antiemética combinada para cirurgia laparoscópica ginecológica em regime de cuidados diários. British journal of anaesthesia 2000;85(5) 678-678

Agarwal Anil, Bose N,Gaur A. Acupressure and ondansetron forpostoperative nausea and vomiting after laparoscopic cholecystectomy CJA 2002;49:554-560

AJ Wilson,P Diemunsch Dose única i.v. de granisetron na prevenção de náuseas e vómitos.British Journal Of Anaesthesia, vol 76, issue 4:515-518.

Alexander R,AT Lovell,B Hill,RM Kones.Comparação de ondansetron e droperidol na redução de náuseas e vómitos pós-operatórios associados à analgesia controlada pelo doente Anestesia 1995;50:1086-1088

Andrews RW,Náuseas e vómitos após cirurgia ambulatória Anaesthesia and anaelgesia 1988:67 (suppl):163

Argiriadou H,Papaziogus B,Pavlidis T. Topisetron vs Ondansetron for prevention of postoperative nausea and vomiting after laparoscopic cholecystectomy, a randomized double-blind placebo control trial Surgical endoscopy 2002 (16): 7;1087-1090

B Biswas,Rudra A.Comparação de granisetron e granisetron mais dexametasona para prevenção de náuseas e vómitos pós-operatórios após colecistectomia laparoscópica. Ata Anesthesiologica Scandinavia 2003;47:79-83

Belliville JW.P Náuseas e vómitos pós-anestésicos. Anaesthesiology1961;22:773-780

Bhattacharya D e Banerjee Arnab. Comparação entre ondansetron e granisetron no tratamento de náuseas e vómitos no pós-operatório de cuidados diários laparoscopia ginecológica. Revista Indiana de Anestesiologia 2003;4(47):279-282

Biswas BN, Rudra A, Mandal SK. Comparação de ondansetron, dexametasona, ondansetron mais dexametasona e placebo nas náuseas e vómitos pós-operatórios após laqueação tubária laparoscópica (Journal Ind Med Assoc.2003;101(11):638,640-642)

Bodner Matthew, Paul F White. Antiemetic efficacy of ondansetron after out patient laparoscopy. Anaeshesia and Analgesia 1991;73:250-254.

Bridges JD.Cindy B Nettle Low dose Granisetron for the prevention of postperative nausea and vomiting The journal of applied research vol.6 no.3,2006.

Bunce K T.The role of 5-HT in Postoperative nausea and VomitingB.J.A.,1992:69(SUPPLL),60S-62S

Burtles R,Peckett BW Vómitos pós-operatórios, alguns factores que afectam a sua incidência British Journal Of Anaesthesia 1957;29:114-123

Cabera JC,Matute E,Escolono F.Eficácia do ondansetron na prevenção de náuseas e vómitos pós-operatórios após colecistectomia laparoscópica.Revista Espanala De Anesthesiologia Reanimacion 1997;44:36-38

Clarke RSJ.Náuseas e vómitos. British Journal Of Anaesthesia 1989;56:19-27.

Collins KM,Dochetry PW,Plantevin OM.Postoperative morbidity following gynaecolgical laparoscopy,a reapprisal of service Anaesthesia 1984:39:819.

Dershwitz Mark, ER Cart, Patricia M, Alan F, E Sanderson.Ondansetron é eficaz na redução de náuseas e vómitos pós-operatórios Clinical Pharmacology 1992;52(1):96-101.

Desilva PH, Darvish AH, McDonald SM, Clark K. The efficacy of prophylactic ondansetron, droperidol, prophenazine and metoclopramide in prevention of nausea and vomiting after major gynaecological surgery. Anaesthesia and analgesia 1995;81:139-143

Diemunsch P, Schoeffler P, Bryssine B. Antiemetic activity of the NK-1 recetor antagonist in the treatment of established postoperative nausea and vomiting after major gynaecological surgery. British Journal Of Anaesthesia 1999;82:274-276.

Donnerer J (Edn.). Terapia antiemética. Basileia, Karger 2003;121-160.

Dundee JW, Kirwan MK et al. Anaesthesia and premedication as factors in postoperative vomiting. Ata Anaesthesiology Scandinavia 1965;9:223-231.

Elhakim M,Nafie M,Mahmoud K,Atef A .Dexametasona 8mg em combinação com ondansetron 4mg parece ser a dose ideal para a prevenção de náuseas e vómitos pós-operatórios após colecistectomia laparoscópica. Jornal Canadiano de Anestesiologia 2002;49(90):922- 926

Eli Alon,Sabine Himmelscher. Ondansetron no tratamento de vómitos pós-operatórios: uma comparação aleatória duplamente cega com droperidol e metoclopramida. Anestesia e Analgesia 1992;75:561-565

Enrico Polati,G.Finco, Leonardo Gottin,AM Pinaroli S Ischia .Ondansetron versus metoclopramida no tratamento de náuseas e vómitos pós-operatórios.Anaesthesia and Analgesia 1997;83:395-399.

Faranak Kazemi-Kjellberg,Iris Henzi,Martin R Tramer Tratamento de náuseas e vómitos pós-operatórios estabelecidos BMC Aanaesthesiology 2001;1:2.

Flagg PJ.The art of anesthesia 1st edition. Philadelphia Lippincott 1916,p288.

Fujii. Y, Tanaka. H, Toyooka H Ensaios clínicos de granisetron, droperidol e metoclopramida para o tratamento de náuseas e vómitos pós-operatórios após colecistectomia laparoscópica British journal of surgery,2000:87(3),128

Fujii. Y, Tanaka. H, Toyooka H,Saitoh Y Dose eficaz de granisetron para prevenção de náuseas e vómitos pós-operatórios em crianças. CJA,1996:43(7),660-664

Fujii. Y, Tanaka. H, Toyooka H,Saitoh Y. Prophylaxis with oral granisetron for prevention of postoperative nausea and vomiting after laparoscopic cholecystectomy,a prospective randomized study. Archives Surgery,2001: 136,101-104

Fujii. Y, Tanaka. H, Toyooka H,Saitoh Y. Ensaios clínicos aleatórios de granisetron , Droperidol e metoclopramida para o tratamento de náuseas e vómitos pós-operatórios em colecistectomia laparoscópica. B.R.J. 2000:87,3.

Fujii. Y, Tanaka. H, Toyooka H,Saitoh Y. Dose eficaz de granisetron na prevenção de náuseas e vómitos pós-operatórios após colecistectomia laparoscópica. E.J.A.,1998:15(3),287-291

Fujii. Y, Tanaka. H, Toyooka H,Saitoh Y Anti emetic efficacy of prophylacticgranisetron,Droperidoland metoclopramide in the prevention of postperative nausea and vomiting after laparoscopic cholecystectomy. E.J.A.,1998:15(2),166-71

Fujii. Y, Tanaka. H, Toyooka H, Saitoh Y. Granisetron reduz o vómito após cirurgia de estrabismo e amigdalectomia. C.J.A.,1996:43,35-38

Gautam PL (Editorial) 1984.Postoperative nausea and vomiting-an unresolved problem.

Gigillo C A,Soares H,Castro C Petal. Granisetron é igual ao ondansetron na profilaxia de náuseas e vómitos induzidos por quimioterapia, resultados de meta-análise de um ensaio clínico randomizado. Cancro 2000:89(23),01-08

GN Kenny, VD Oates, DJ Rowbotham, M Rust, P Saur, M Onsrud e CG Haigh. Eficácia do ondansetron administrado por via oral na prevenção de náuseas e vómitos Goll V,Akia O,Greit R .Ondansetron não é mais eficaz do que oxigénio suplementar na prevenção de náuseas e vómitos pós-operatórios. Anestesia e Analgesia 2001;9(1):112

Gupta P San, Plantevin O M. Nitrous oxide and daycare laparoscopy effects on nausea and vomiting after return to normal activity Haigh C G, L A Kaplan,Durham J M. Nausea and vomiting after gynaecologic surgeries,a ametanalysis of factors affecting their incidence B.J.A., 1993:71,511-522

Heffernan AM, Rowbotham DJ. Náuseas e vómitos no pós-operatório - Tempo para uma antiemese equilibrada? British Journal Of Anaesthesia 2000;85:675-677

Helmy S.A.K Eficácia antiemética profilática do ondansetron em colecistectomia laparoscópica sob anestesia intravenosa total Anestesia 1999,54:266-296

Holst D, Benad HM e Freitag B.Náuseas e vómitos no pós-operatório - ainda um problema? Anaesthesiology Reanim 2001;26 (3): 75-82

Janknegt R Eficácia clínica dos antieméticos após cirurgia

Anestesia,1999:54,1059-1068

J.B.S.O. Cheong K F. Ondansetron na prevenção de náuseas e vómitos pós-operatórios após colecistectomia laparoscópica. Surgical Endoscopy 2001:44.1000-1007

J.Henk,JH Helmers Liam Briggs,J Soni,J Moodley,Karen Hellstern.Uma dose IV única de ondansetron 8mg antes da indução da anestesia reduz as náuseas e os vómitos pós-operatórios em doentes ginecológicos. Canadian Journal Of Anaesthesia1993;40:12:1155-1161)

J Michelle, Anthony Markham Ondansetron uma revisão da sua farmacologia e resultados clínicos preliminares em novas aplicações. Drogas ,1996:52(5), 773-794

J.Tang,X Chen,PF White,RH Wender,Tom Webb,Alan Zaentz,Hong MA.Profilaxia antiemética para cirurgia em consultório.Os antagonistas dos receptores 5-HT3 são benéficos? Anaesthesiology 2003;98:293-298.

JP Raphael e AC Norton. Eficácia antiemética do ondansetron profilático em cirurgia laparoscópica - comparação aleatória e duplamente cega com metoclopramida. British Journal Of Anaesthesia 1993;71:845-848.

JJ Wang,ST Ho,HS Liu e CM Ho.Efeito antiemético profilático da dexametasona em mulheres submetidas a cirurgia laparoscópica em ambulatório. British Journal Of Anaesthesia.2000;84(4): 459-462

JJ Wrench, JEH Ward, GJ Hobbs. The prevention of postoperative nausea andvomitingusing a combination ofondansetron anddroperidol. Anaesthesia 1996; 51:776-7 78.

JTFortney, TJGan, B Wetchler, TMelson, SamiaKhaul, Ray McKenzie. A comparison of the efficacy, safety and patient satisfaction of ondansetron vs droperidol as antiemetic for elective outpatient surgical procedures. Anaesthesia and Analgesia 1999; 89:1316-1318.

Kathori S N ,Boyd W C. Antiemetic efficacy of prophylactic Dimenhydrinate versus ondansetron,a a randomized prospective trial in patients undergoing laparoscopic cholecystectomy.Surgical Endoscopy, 2000:14(10),926-929

Khalil Samia N, B Kataria,K Pearson,C Campbell, D Templeton.Ondansetron prevents postperative nausea and vomiting in women outpatients. Anaesthesia and Analgesia 1994; 79:845-851.

Khushawa Brij Bihari e Chakraboty Arpan (2007) Estudo comparativo do granisetron e do ondansetron isoladamente e da sua combinação com a dexametasona para a prevenção de náuseas e vómitos no pós-operatório de cirurgia do ouvido médio The internet journal of Anaesthesiology (2007) volume13 número.

Kim SL, Han TH,Kil HY et al. Prevenção de náuseas e vómitos pós-operatórios através da infusão contínua de propofol subhipnótico em pacientes do sexo feminino que recebem analgesia controlada pelo paciente por via intravenosa.BJA 2000:85(6):898-90

Knapp M R, Beecher H K. Post anaesthetic nausea and Vomiting JAMA,1956: 160,376-385

Kortilla K, Havorka J O estudo das náuseas e vómitos pós-operatórios B.J.A. 1992:69(supll)20s-23s

Kranke P, Christian C, Apfel MDRados relatados sobre granisetron e O estudo de Fujii et al sobre náuseas e vómitos no pós-operatório é incrivelmente bom Anaesthesia and Analgesia 2000;90:1004-1007.

Kuivuranta M K, Laara E,Ryhanem P T Antiemetic efficacy of Prophylactic ondansetron in laparoscopic cholecystectomy a randomized double blind placebo control trial Anaesthesia,1996:51(46),52-55

Larijani GE, Irwin Gratz, Shahab M. Tratamento de náuseas e vómitos pós-operatórios com ondansetron, uma comparação aleatória duplamente cega com placebo. Anaesthesia and Analgesia 1991;73:246-249.

Lesser J,Lip H.Prevenção de náuseas e vómitos pós-operatórios com ondansetron, um novo antagonista seletivo dos receptores 5HT3.Anaesthesia and Analgesia1991:72:751-755.

Lerman J. Surgical and patient's factors involved in postoperative nausea and vomiting B.J.A. 1992:669 (SUPPLL 1) 24S-32S

Liberman M A, Howe S Lane M Ondansetron v/s placebo para profilaxia de náuseas e vómitos pós-operatórios em doentes submetidos a colecistectomia laparoscópica American Journal of surgery,2000:179(1),60-62

Lindbald T, Bucklers DN, Forrest JB. A incidência de náuseas e vómitos pós-operatórios em mulheres submetidas a laparoscopia é influenciada pelo dia do ciclo menstrual. Canadian Journal of Anaesthesia 1991; 38:298.

Litomi T,Toriumi S, KondoA.I ncidência de náuseas e vómitos após colecistectomia efectuada por laparotomia ou laparoscopia Masui (Japan journal Anaesthesia),1995:44,1627-1631

Lowen P S, Marra C S, Zed P J. 5HT-3 Recetor antagonist's v/s traditional agents for prophylaxis of postoperative nausea and vomiting Canadian Journal of anaesthesia 2000,47,1008-1018

Malin A F,Field J M, Nesling P M Náuseas e vómitos após laparoscopia ginecológica, comparação da pré-medicação com ondansetron oral, metoclopramida e placebo B.J.A.,1994:72,231-233

Matson A, Palazzom M.Náuseas e vómitos pós-operatórios.In Adams AP,Cashman JN.Recent advances.Anaesthesia and analgesia19thEdn.,Edinburgh: Churchill livingstone,1995:107-124.

Matti Aapro Granisetron: Uma atualização da sua utilização clínica no tratamento de náuseas e vómitos The Oncologist 2004; 9:673-686.

Mckenzie Ray Anthony Kovac, Thomas O Connor,D Duncalf,J

Angel.Comparação de ondansetron vs placebo para prevenir náuseas e vómitos pós-operatórios em mulheres submetidas a cirurgia ginecológica. Anaesthesiology 1993; 78:21-28.

Mckenzie Ray, Nonita TL, TJ Riley, DL Hamilton. A combinação Droperidol/ondansetron controla as náuseas e os vómitos após a ligação tubária. Anaesthesia ananalgesia 1996; 83:1218-1222

MehernoorF, Watcha, Paul F White Náuseas e vómitos pós-operatórios, sua etiologia, tratamento e prevenção. Anaesthesiology,1992: 77,162-184

Metter SE. Náuseas e vómitos após laparoscopia em ambulatório - incidência, impacto na recuperação, estadia e custos...Anaesthesia and analgesia, 1987:66, s116

MH Pearman.Dose única de ondansetron intravenoso na prevenção de náuseas e vómitos pós-operatórios. Anaesthesia 1994; vol.49(s):11-15.

MJ Paech,TJG Pavy,SF Evans.Profilaxia de dose única para náuseas e vómitos pós-operatórios após cirurgia abdominal de grande porte-ondansetron vs droperidol. Anaesthesia and Intensive care 1995;239(5):548-54.

MK Koivuranta, E Laara, PT Ryhanen. Eficácia antiemética do ondansetron profilático na colecistectomia laparoscópica. Anaesthesia 1996; 51:52-54

Moore D C,Briendbaugh D D Utilização intramuscular de Dimenidrato

J.A.M.A.,1954:159,1342

Moyer J.H. Effective antiemetic drugs Med Clinics North America,1957:41;405-432

MR Tramer,JMReynolds, Andrew Moore, HJ Mcquay Efficacy,dose response,and safety of ondansetron in prevention of postoperative nausea and vomiting. Anaesthesiology 1997; 87:1277-1289.

Munro Hamish, M Celia C,Gullian R Granisetron oral para a correção do estrabismo em crianças C.J.A. 1999:46(1),45-48

Naguib M Abdel Karim Amir B Channa Terapêutica profiláctica com ondansetron, granisetron, topsetron, metoclopramida e placebo em doentes submetidos a coloecistectomia laparoscópica CJA,1996,226-231

Nawani D P,Verma M M Single dose preoperative intravenous ondansetron in prevention of postperative nausea and vomiting,acomparision with metoclopramide Asian archives of anaesthesiology and resuscitation,1998: XIIV

Nunez J,Mallick A. Postoperative nausea and vomiting-time for balanced antiemesis BJA 2001;86(3):457-458.

Palazzo M G A Strinun L Artigo de revisão Anesthesia and Emesis Canadian Anaesthesia Society,1984: 31,178-187

Pandit S K, Sarla Kothary P estudo da resposta à dose de droperidol Anaesthesiology and analgesia,1989: 68,798-802

Parez E A,Hasketh p, sandbatch J Comparação de uma dose única oral de granisetron versus uma dose única de ondansetron na prevenção de náuseas e vómitos induzidos por quimioterapia moderadamente emetogénica Journal of clinical oncology,1998:169(2),754-760

Paventi S,Santevecchia A eficácia de uma dose única de ondansetron para a prevenção de náuseas e vómitos pós-operatórios após colecistectomia laparoscópica com anestesia com sevoflurano e infusão de remifentanil. European review for medical and pharmacological sciences2001:59(2),59-63

Paxton LD, AC McKay, RK Mirakhur. Prevenção de náuseas e vómitos após laparoscopia ginecológica em ambulatório. Anaesthesia 1995; 50:403-406.

Pertusa V,Bellver J Morques A Profilaxia antiemética após colecistectomia laparoscópica, estudo comparativo de dehidro benzperidol, metoclopramida, ondansetron e placebo Anaesthesia 1996:5155

Quaynoor H, Raeder J C Incidence and severity of post-operative nausea and vomiting are similar after metoclopramide 20mg & ondansetron by the end of laparoscopic cholecystectomy Ata anaaesthesiology scandanavia,2002: 46,109-112.

Rabey P G. Anaesthetic factors contributing to Postoperative nausea and vomiting. BJA,1992:69(SUPPL),40s-45s

Rajeeva, N. Bhardwaj, YK Batra, LK Dhaliwal.Comparação de ondansetron com ondansetron com dexametasona na prevenção de náuseas e vómitos em laparoscopia diagnóstica. Canadian Journal of Anaesthesiology 1999;46(1):40-44

RJ Naylor e FC Inall.Fisiologia e farmacologia das náuseas e vómitos pós-operatórios.Anaesthesia 1994;49: suppl 2-5.

Ruiz DAJ, Tobaline BR,Garcia GF.Eficácia antiemética do ondansetron na colecistectomia laparoscópica. Revista Eapanola De Enfernandedes Digestivas 999;639-643.

Somri M ,Vaida SJ,Saboe et al Acupunctura versus ondansetron na prevenção do vómito pós-operatório.Um estudo em crianças submetidas a cirurgia dentária. Anaesthesia 2001;56(10) :927-932

Steinbrook Richard A, D Freiberger, JL Gosnell e DC Brooks. Antieméticos profiláticos para colecistectomia laparoscópica.
Ondansetronversus Droperidol mais metoclopramida.

Swiat Kowski J Goral,Dziec Avaliação de ondansetron e droperidol para prevenção de náuseas e vómitos pós-operatórios após colecistectomia e procedimentos ginecológicos menores realizados por laparoscopia EJA 1999;16:766-772.

Trammer R.Arational approach to the control of post-operative nausea and vomiting;evidence from systemic reviews.part II. Ata Anaesthesiologica Scandinavia 2001; 45:14.

Wetchler BV, Sung YF, Duncalf D, Joslyn AF.Ondansetron diminui os sintomas de emese após laparoscopia em ambulatório. Anaesthesiology 1990;73: A 36.

White PF,Shafer A. Náuseas e vómitos, causas e profilaxia Seminar Anaesthesia 1998;6:300-308.

White PF,Tang J A utilização de granisetron oral versus ondansetron intravenoso para profilaxia antiemética em doentes submetidos a cirurgia laparoscópica: O efeito nos sintomas antieméticos e na qualidade da recuperação. Anestesia e Analgesia 2006;102:1387-1393

Yonne E,Yarker, Donna McTavish Granisetron an update of its theraupeutics in nausea and vomiting induced by antineoplastic therapyDrugs,1994; 48 (5),761-793 Zarate E,Mingus N,White PF et al.

Utilização da estimulação eléctrica transcutânea de pontos de acupunctura na prevenção de náuseas e vómitos após cirurgia laparoscópica. Anestesia e Analgesia 2001;92(3):629-635.

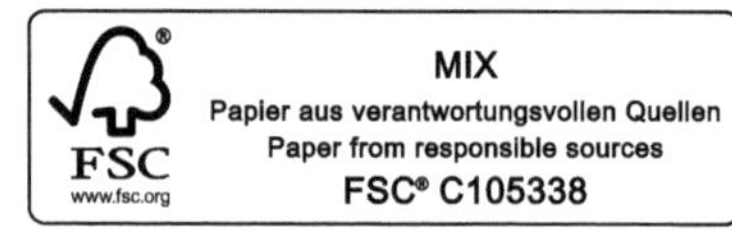

Printed by Books on Demand GmbH, Norderstedt / Germany